U0014603

遇 見
更好的自己,
8周有感的祕密瘦身法

喬 安 [陳珮欣] ——著

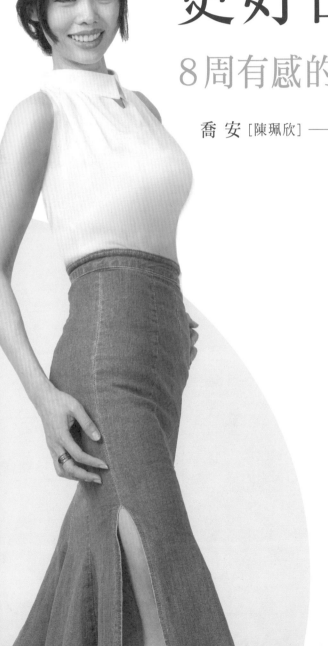

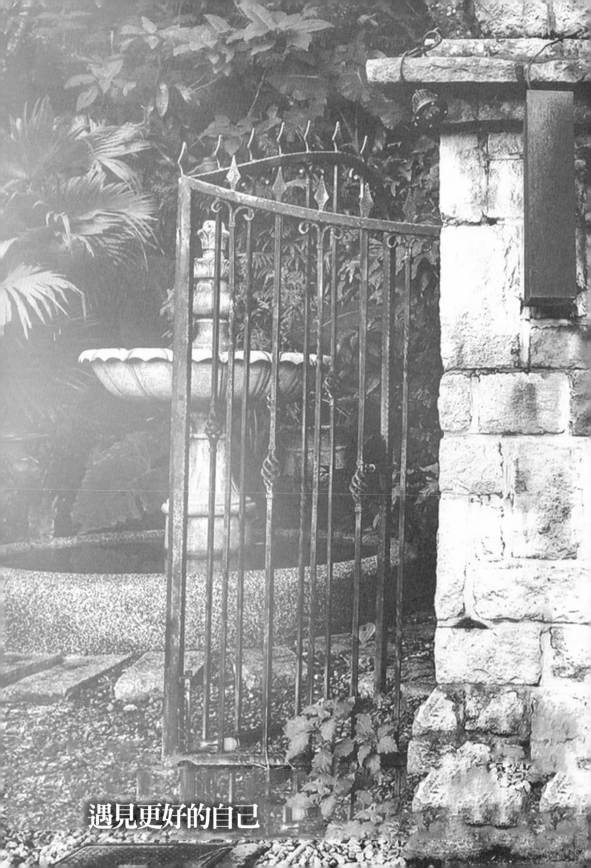
遇見更好的自己

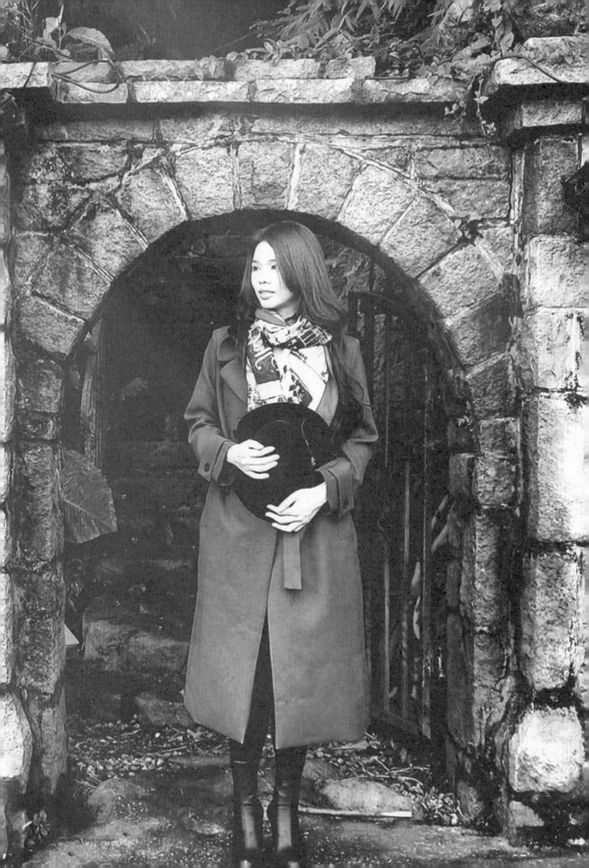

與肥胖奮戰的喬安

以前喬安總是封閉自我，不喜歡與人交談與互動，當遇到不如意的事，只會向食物尋求慰藉，體重因而一天一天上升。即便後來想要改變，卻總是不得其門而入，減肥計畫一再失敗。

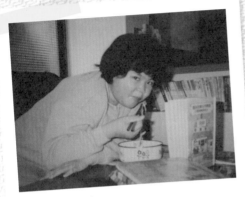

國小畢業73公斤

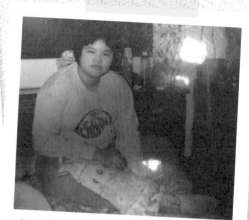

高一時108公斤

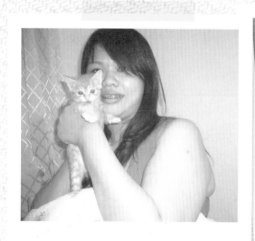

23歲減肥後復胖，約93公斤

努力改變中的喬安

我也曾經懷疑過，我真正改變的那一天是否真的會到來？讓我自豪的是，從決心改變的那一刻起，我就不曾放棄過。靠著經常拍攝自己的全身照片，我看到自己已經走了多遠，以及還有多少需要努力。你也想跟我一起改變嗎？

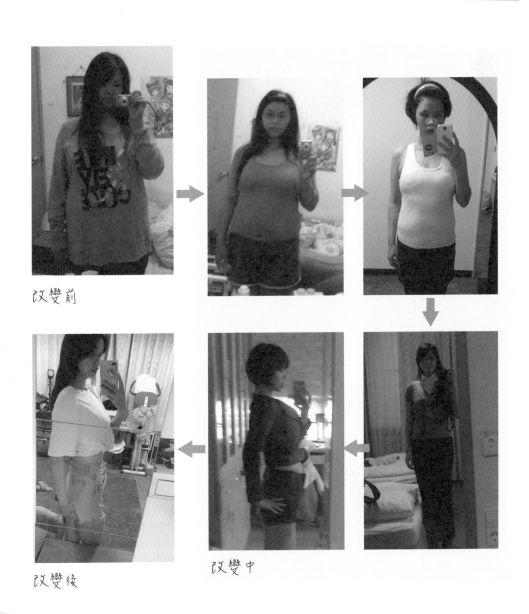

改變前

改變中

改變後

重新感受家人的愛

在喬安改變的過程中，我開始去學習和感受這世界的愛，我終於能對家人說愛，也終於明白真正愛我的人，不會因為我的外形而改變他們對我的愛。

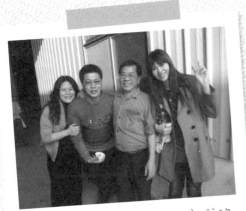

我最愛的家人：（左至右）我的阿姨、哥哥、爸爸和我。

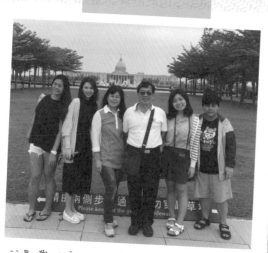

我最愛的家人：（左至右）我的大姐、我、阿姨、爸爸、大妹和小妹。

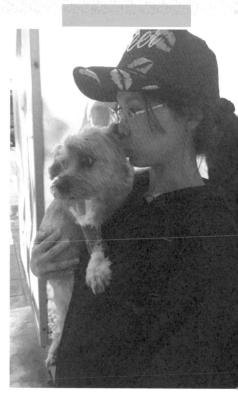

我的小狗小寶後來患了糖尿病住院，我去醫院看牠時牠腳上還留有針管。即使我必須花更多時間照顧牠，但絲毫不減損我對牠的愛。

運動讓我更有活力

運動的好處不只是在於對身體的變化，更是一種在心態上的堅定，
你也會喜歡上可以好好活動的自己。不要把運動當成一種折磨！當
你運動的念頭一出現，請立刻穿上運動鞋、換上運動服，出門！

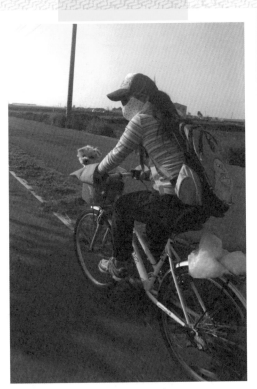

騎腳踏車是很棒的運動方式。

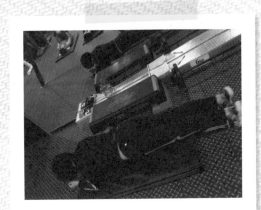

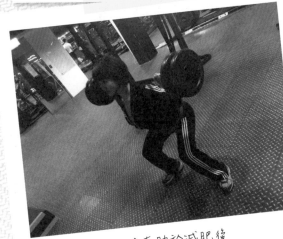

適度的肌力訓練有助於減肥後
不易復胖。

傳遞健康減重知識

有愈來愈多人好奇我是怎麼減重成功的，我也樂於透過任何管道來將
我學得的營養知識及減重經驗來與大家分享。

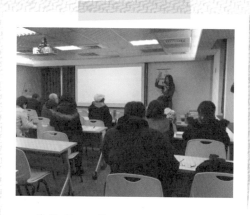 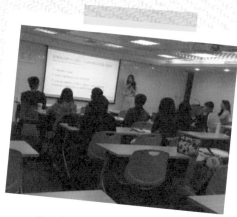

以前極度沒有自信的我，沒有想過有一天自己能站在台上演講。

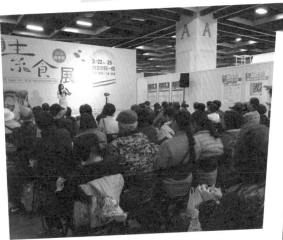

受邀在2019年2月的素食展中，分
享減重與健康的關係。

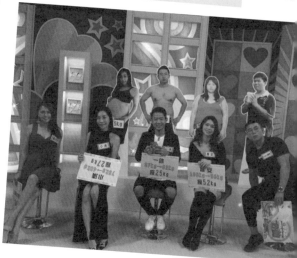

受邀至「醫師好辣」節目分享瘦
身經驗。
◀完整影片。

五十五公斤的眼淚與歡笑

宋晏仁／211全平衡瘦身法倡導人、書田診所家庭醫
學科主任醫師

　　減肥書能寫到令人動容落淚，若非真心走過減肥這條艱辛
路，絕對無法寫得如此情深刻骨，直指人心。

　　有人說武林絕學，首重心法。減肥這件事，如果天真地以為
「少吃多動」就可以成功，怎麼可能接近一個世紀以來的各種減
肥策略，長期成功率只有5%？愛因斯坦說：「精神錯亂，就是一
遍又一遍地重複做同一件事，而期待會有不同的結果。」喬安不
但沒有精神錯亂，她清清楚楚地告白，她嘗試過多少光怪陸離的
減肥法，但是最後她真心體悟到健康的真諦：原來身體一直都想
跟我們合作，天下沒有垃圾食物，只有垃圾飲食習慣。

　　喬安說，改變很困難，但是不改變，更難。喬安說，如果改
變是容易的，那你不需要看這本書；如果改變是不可能的，那這
本書不必存在。

　　喬安說，沒放棄，就不是終點。喬安要你，先說好不放棄。

　　但是喬安很寬容，她說堅持並不是每一天都要完美，就算先休息一下，不急著逼迫自己，也是一種心態的調整，體重本來就會起起伏伏。

　　喬安，是個獨特的女孩。從出生就胖，高中時的體重到達人生頂峰，一百多公斤的她受盡奚落，胖到大腿內側長年磨破而流湯流水，胖到看到食物就腳軟，胖到社會退縮、不敢照相……然而她卻透過不斷地自省、內觀、尋覓、閱讀、學習、嘗試，努力改變自己。

　　更重要的，她自始至終保持一顆愛自己也愛所有為體重而苦的人的心，最終她拾回健康，找到自信，減去了五十五公斤的體重，勇敢站上舞台，在人前發光發亮。她的故事扣人心弦，令人流著眼淚歡笑。

　　喬安問：「這樣的故事你想要聽嗎？」

　　我想。我很想。我一口氣讀了兩遍！

　　我相信，你也會一口氣讀兩遍。

遇見更好的自己

專文推薦2

廖國壽／卡內基訓練區域總經理

　　認識喬安的人，會形容她第一眼給人的印象是熱忱又充滿自信，很快可以跟大家打成一片，這也正是她給我的好印象。我與喬安認識是多年前在卡內基訓練的教室，學習力強並對周遭的人相當感興趣是她的優點，因為個性佳，讓喬安有著好人緣。

　　可能大家會猜，喬安的成長過程應該是充滿歡笑，才會塑造她樂觀的個性，但是當閱讀此書後，你會驚奇發現其實她成長過程中所處的環境，足以讓許多人消極喪志，然而因她有著堅定信念及正向價值觀，讓她做自己生命中的主人，終而迎向陽光。

　　本書中，喬安用親身經驗來說故事，字字句句都是她的寶貴人生經驗，讀了喬安的書，會發現她是以生命感動生命，這不只是一本瘦身法則專書，更是一本激勵人心的好書，值得所有讀者好好品味。

　　六年前我也為了健康及形象的考量決定要減肥，經過一年的努力減了13公斤，許多朋友看了之後自然會問我：「你是怎麼辦

到的？」我的答案既簡單且堅定：「兩個字，『決心』。」雖是簡單兩字卻有許多涵義在裡面，現在由喬安現身說法瘦身歷程更值得學習，更能通透詮釋裡面的內涵，說明能瘦身可能不是最難的，能維持才是最難的。

作者的態度與信念，與我多年授課經驗有許多相同處，其中提供瘦身方法的確是很重要的，然而若未建立正確態度，就是減肥、復胖、減肥、復胖又打回原形，若想要真正的改變，那麼在運用方法知識前，必須建立正確的態度，而態度建立從哪裡來呢？

第一就是「需求」，先要看到改變的需求，如因健康及形象的需求而需要瘦身，若是沒看到改變的需求，就會產生抗拒。有人說，「我現在吃得好、睡得好，福福泰泰也不錯」，那改變就不會在這個人身上發生。

第二是「想要」，是否讓他看到需要改變，他就會改變呢？有人即便需要瘦身，但他不想要瘦身，那麼改變也不會發生。

第三就是告訴自己「我做得到」：別人可以，我也可以。這點作者在書中有很精闢的說明，她在書中提到一個信念：老天爺不會給你那些你過不去的關卡。

最後就是「決心」，同事的下午茶、甜食的誘惑，偶而為之沒問題，如果變成一種習慣就有問題了，我們的回答應該是：「先不用了，謝謝！」

以上所列若準備好，正確態度就已經建立完成，改變也才會開始發生。

另一個我想分享的觀念是做一個熱忱的人，熱忱不是大喊大叫，而是設定有價值的目標後，持續的行動力才是真熱忱。2018年第90屆奧斯卡金像獎中最大的亮點是兩屆奧斯卡影后珍芳達（Jane Fonda），80歲的她現身紅毯時被眾人評為「紅毯第一美」，有人稱她是健身明星的先驅，年輕時靠芭蕾舞健身，後來拍片摔傷腳，不跳芭蕾舞後，改做有氧舞蹈和伸展運動，更推出一系列有氧健身教學影片，在80年帶起風潮席捲全球，而她到現在都還保持著運動習慣。珍芳達說：「我一輩子都在運動，但現在已經不是為了怕胖要變瘦，而是為了維持身體的活動功能。」

這也是我所要闡述的理念，先看到目標背後的價值，讓自己更健康有型，會想到吃得健康養生，也讓自己動起來，尾隨而至的附加價值就是讓自己形象更好。習慣是一個很好的僕人，也是一個很可怕的敵人，建立起好習慣，用行動決定感覺，你將會遇見更好的自己。

遇見更好的自己，
8周有感的祕密瘦身法

你很珍貴，值得更好、更美麗

陳威宇／Mr. Voice陳威宇歌唱教學系統創辦人

　　我是許多演藝人員的歌唱老師，陪伴著許多表演專業人士在專業上成長，也帶領他們戰勝上台說話、歌唱、表演的恐懼。喬安是我在澄意文創「聲音表達基礎班」的學生。很特別的是我教學方法跟喬安倡導的核心很類似，我都會告訴我的學生們，不用害怕唱不好，能夠唱不好，就會唱好了，就像小嬰兒一樣，能夠安全的跌倒，就能夠慢慢會走路了。不要害怕，因為那是你，而且你不需要被對付，你生下來是要被愛的。

　　看著喬安「愛自己」的瘦身之路，我好心疼、也好為她感到驕傲。心疼於她在減重的一路上那些覺察之路有多麼的不容易，對自己的不接納，到讓自己瘦下來後卻依然恐懼；驕傲於最終她慢慢生出了安全與愛，來呵護自己的身體跟心靈，然後持續維持健康亮麗的體態。

　　在我青春期的時候也經歷過快速減肥，一個暑假瘦十公斤，我真的瘦了！但我還是不敢看鏡子裡的我，我覺得我不好看，對於他人的眼光、自己的眼光我都難以承受，直到認識了我的信

仰，我才知道在天父的眼中，我是珍貴的，無論我長什麼樣子都是珍貴的，而在這樣的「相信」裡面，我才開始慢慢地喜歡自己，而當我的心越安穩，我的身體狀況也越來越好。

「神就照著自己的形象造人，乃是照著祂的形象，造男造女。」聖經裡的第一章27節這樣寫道。很特別，在聖經這本全世界最暢銷的書第一章就這樣寫著。孩子，你是神用自己的形象所創造的，你如此珍貴，祂這樣對我們說。在喬安的書中，我相信大家將會慢慢找回小時候的安全感，那個自在看待自己，因為充滿期待所以敢於嘗試、興奮著想要更好的你，將會越來越美麗。

堅定向前，實現夢想！

陳德亮（喬安爸）／結善緣工業有限公司＆福建千瑞昌機械製造有限公司董事長

「相信會有力量，助人之心可以成就大業，永保感恩之心。」

過去從沒想過，會有二女兒出版這本書的一天。

看著她從小就不愛與人交談，總是靜靜地待著，大概只有吃飯時間會準時出現。國高中六年，早晚到校車地點接送她上下學，她好像每天也只有一句：「老爸再見。」

曾經看著她逐漸吃胖的體型，還笑著說：「老爸要努力賺很多，才能準備夠多嫁妝把妳給嫁出去。」不太說話，不與人交際，就是乖乖靜靜地，也會自發讀書，所以不用擔心太多吧？！

大學畢業以後的她，還是不太跟別人互動，但臉上總是掛著一股傻笑，好像沒個正經。此時她身形比以前更胖，讓我不禁開始擔心起她的健康狀況。

不知從甚麼時候開始，發現她會自己騎腳踏車到很遠的地方，甚至頂著豔陽一個人出去走了四、五個小時。我開始覺得：「這個女兒不簡單啊……」

　　某個時期開始她漸漸瘦了，以前只喜歡看漫畫書的她突然開始看起很多書籍，再到後來，她開始多話了，會說要去外頭上課，還會私下寫信與我溝通，說著自己想做的事情，還有想實現的夢想。

　　她還是一樣會傻笑，令人擔心的那種單純，但是我卻可以感覺到她開始蛻變，心開始一點一點地堅定。

　　如同我從無到有的創業，一步一步實現夢想藍圖。從未停止的學習和努力，才有機會持續讓更多人受惠。我明白有些路途要走得精采，必須堅定地成長。

　　然後看著她持續地改變，陸續考了不少證照，開始四處演講、錄影、上周刊報導、錄電視節目、當講師、擔任健康顧問……這些都是以前我無法想像的。誰會想到一個曾經一百多公斤又不跟人講話的女孩子，可以有這樣的蛻變呢？過去認識她的人幾乎都不敢置信，她真的讓很多人明白改變是有可能的。但仔細想想，她不是正如她過去所說的，有自己想實現的夢想，並正

在朝著自己的夢想前進嗎？

　　我很常捐款給學校或是某些單位，給予實質上的幫助。對我而言更重要的，是因為自己過往努力中的挫折和不斷克服的歷程，可以激勵更多有心想要持續努力的人，這也是現在我們辦公室總是人滿為患的原因之一。

　　二女兒這第一本在台灣出版的書籍，除了描述她改變的心理歷程和經驗，更重要的是書裡蘊含的這份心意——**你真心相信你能，你就能**。這個「能」，不代表你會一次成功，但表示你有克服關卡的勇氣。

　　不經一番寒徹骨，焉得梅花撲鼻香。
　　共勉之！

前言

這是一個激勵人心的故事

曾經有一個女嬰，出生的時候體重四千五百公克，比隔壁產房兩個雙胞胎加起來還重，醫生無法一隻手握住她雙腳，只能一手抓一腳……請想像一下那令人發笑的畫面，**你能看見這「小女嬰」的未來嗎？**

後來這個女孩漸漸長大，三歲的時候開始不斷發胖，把看到的食物都塞進嘴裡，國小的時候和賣炸物的叔叔變成朋友，只因為每次都點了十幾支炸物回家吃，米血、魚丸、熱狗、甜不辣、臭豆腐……。當她國小畢業的時候，體重高達七十三公斤，**你會意外嗎？**

這個大女孩，從國小開始孤僻，國中時期更是封閉自己，不想交友，不想與人互動，總是躲起來偷偷吃東西，回家以後更是放肆大吃，就像想把別人對她的嘲笑都吃下肚一

樣，炒麵一次吃掉四份當早餐，泡麵一次吃五包當下午茶，洋芋片一次吃兩大罐當點心。她國中畢業體重到達九十八公斤，**你覺得她是咎由自取嗎？**

這個超大女孩，高一體重已經突破一百零八公斤，搭配上她當時一百六十六公分的身高，受盡各種嘲笑和諷刺，她於是轉向食物來安撫自己，藉由食物暫時忘記那些身體疼痛和心理壓力。出生時就注定巨大的身形，加上青春期不斷增加的體脂肪，伴隨著內心的自卑感以及低落的存在自信，她的身體和心理滿布傷痕。當她高二決定要改變的那時刻開始，**你相信她做得到嗎？**

而昔日那個超大女孩，今天寫下一本書，從她的故事為起點，想告訴你，她是如何一步一步，找尋方法並堅持努力，接著不斷鼓勵自己、相信自己、轉換信念、嘗試突破，一次又一次，一次又一次。不管別人告訴她早就輸在起跑線，告訴她有多難成功瘦身或是改變，她都還是想要化繭為蝶。

在這麼長的一段時間，她經歷了無數的挑戰與挫折，瘦了又胖，再找方法再瘦卻又再變胖，甚至經歷了十年折磨身心的暴食症，然而她還是不肯放棄。

如今，她減去了五十五公斤的體重，克服了自己的不自信，

勇敢站上舞台，看見自己的價值，勇於讓自己閃耀，人生有了一百八十度的巨大轉變。那麼，**你會想要聽聽她的故事嗎？**

我想聽。

因為我偶爾會想，我是為甚麼而沒有放棄。

因為我偶爾會想，當時的嘲弄是否改變了我看待這個世界的眼光。

因為我總是被問：「妳是怎麼做到的？」

因為我有時候會想，如果現在的我可以回到過去，告訴過去的我一些話，或許當時我就不用經歷那麼多辛苦，自己跌倒又默默站起來，再跌倒、再起來。

因為我知道，如果我做得到，很多人都做得到，而我能夠分享我所學到的，讓許多真心願意改變的人有所助益。

遇見更好的自己，
8 周有感的祕密瘦身法

我想要改變，你想嗎？

改變很困難，但是不改變，更難。

很多人對於改變望而卻步，因為不想要脫離現有的習慣生活，因為覺得要做許多的犧牲，會害怕、會擔心，所以乾脆停滯不前，心裡想著要改變，卻總是一天拖過一天地遙遙無期。每一天就如同在原地打轉，但心裡卻冀望著遠方，在這樣的情況下，對自己生出了更多不滿和壓抑，生活沒有改變，但心理壓力更大了，感覺更加痛苦了。

其實你現有的生活，只是長期以來養成的習慣和你所學來的消極心態。養成一個新習慣需要一點時間，而目前你的習慣也是過往被自己訓練出來的，如果你能夠理解，就能明白那並非是你註定要停留的階段，也並非是無法改變的，甚至有時候，改變了會讓你更加輕鬆。

下決定就是一股強烈的力量。

過去從來不等於未來，但多數人把自己的現在歸咎於自己的過去，又用同樣的藉口和方式預測自己的未來。 這個世界不會缺少你達成目標的資源和方法，重要的是你怎麼運用它們。

先聽我說個科學小故事

在繼續說明之前，我想先說個科學的小故事。

一九六七年，美國心理學家馬丁•塞利格曼（Martin E.P. Seligman）以狗為對象做了一組實驗，並將實驗結果命名為「習得性無助」。他將一隻狗放進一個裝有電擊裝置的籠子，並持續給予能夠引起痛苦但又不至於讓狗兒受傷的電擊，但這隻狗沒有方式可以逃脫出去，只能重複接受電擊。

塞利格曼發現，在一開始被電擊時，狗兒會拼命地掙扎想逃出這個籠子，但經過再三的努力發現無法逃脫後，牠掙扎的強度就逐漸降低了。

接著他將這隻受過電擊的狗放進另一個籠子，中間有一個隔板可以讓狗輕易跳過去，隔板的一邊有電擊，另一邊則沒有。實驗發現，除了一開始狗會產生驚恐以外，之後就臥倒在地，並且持續忍受著電擊的痛苦，並不嘗試任何逃脫的可能。

實驗者也把一開始沒有受過電擊實驗的狗直接放進有隔板的籠子裡，發現這些狗全部都能找到方法逃脫電擊之苦，輕而易舉地跳到隔板安全的另一邊。

塞里格曼把上述實驗中，第一組實驗中狗的絕望心理稱之為「習得性無助」。實驗室的狗兒在先前的經歷中，學到了「自己的行為無法改變結果」的感覺，因此當牠們就算置身在可以自主和脫離電擊的新環境中時，也已經放棄嘗試。

這也是我一開始想要表達的，很多時候我們覺得自己無能為力，我們以為自己很難做到某些事情，我們漸漸提不起勁來改變，我們告訴自己「改變好難」，或許現在的你也正在這麼想。

如果你還在想：「我就是做不到，所以我也不打算再嘗試任何方式。」請給我一個機會告訴你這件事情，希望你理解**我們現在的狀態是過往習慣和經驗的累積，但過去不代表未來，現在的決定，才是真正影響我們未來的關鍵。**

之所以提起這個科學實驗，是因為有很多朋友說起：「我覺得我做不到，我覺得很困難。」我不確定你是否也「相信」你做不到這件事情，所以更要從這個實驗來讓我們理解，很多時候並不是因為我們和那些勇於改變的人不同，很可能我們只是陷入了習得性無助的狀態。

在我們成長的過程中，不論是環境給我們的感受，或身旁的人給予我們的回饋，又或許是因為過去使用的方式不夠適當，讓

我們確實感覺力不從心，種種讓我們在嘗試的過程中經歷了一些挫折，然後我們開始告訴自己「我做不到」、「這很困難」。

這些感覺和心態是你「學習而來的」，並非是你「真的不行」，而是過程中累積了習得性無助的心理狀態。

好消息是，當我們知道有習得性無助這個結果，我們當然可以找到改變這個結果的方式，告訴一個人哪裡有問題很簡單，但重要的是我們要想辦法改變這件事情。

塞利格曼為了找到防止「習得性無助」產生的辦法，經過進一步的研究，又重新設計了一個實驗。

他讓狗在接受無法擺脫的電擊實驗之前，先學會如何逃脫電擊之苦。方法是先把牠們放到可以躲避電擊的那個籠子裡，當牠們接受電擊時，只需輕輕一跳，就可以免受電擊的痛苦。等到狗學會能輕易地從籠子的一邊跳到另一邊時，再讓牠們參與第一個實驗。結果發現，這些狗兒們就不太容易陷入「習得性無助」的境地。

當實驗室的狗兒知道自己是有辦法逃離的時候，儘管他會處在「無法逃離」的牢籠一段時間，他內心仍然會知道自己不會永

遠都無能為力，因此不會立即陷入習得性無助當中。

而在對人類的觀察實驗中，心理學家也得到了類似的結果。

如果我們把失敗歸因為不可改變的因素，就容易失去繼續嘗試的勇氣和信心。當我們開始認為自己就是一個懶惰又沒毅力的人，我們就接受了這樣的觀感，然後強化習得性無助的心理狀態，所以我們需要客觀理性地為事情成敗找到正確適當的歸因。

就瘦身這件事情來說，必須明白或許只是當時嘗試的方式不夠適合自己，或是沒有找到一個更好的與自己溝通的方式。你可以透過飲食紀錄或是自我對話來深入理解，自己之所以瘦身失敗，或許只是沒有注意到正確的熱量計算，或是低估了食物熱量，以及過度頻繁的聚餐，或是高估了運動消耗熱量等，但妳不能因此覺得自己的努力都是無效的，因此放棄了用更好更正確的方式來瘦身，並堅持下去。

與此同時要保持耐心，明白就算偶爾會有挫折，但仍然不代表事情就會長期失敗，前提是你決心不找藉口，並且破除對自己內在無益的信念。

習得性無助可能會對我們的行為和信念產生一些結果，如果

你真的很想改變，就必須破除那些「我做不到」的信念，如果你願意給自己一個機會，那我們就可以接下去說了。

當我們理解了在過程中我們可能會產生習得性無助，接下來就更應該好好判斷有沒有更適當的方式可以處理事情，而不是靜待生活給予我們挑戰卻又把自己當成受害者，放棄改變，最後乾脆就臣服在自己不想要的生活和環境下。

習得性無助是一個科學實驗後產生的名詞，告訴我們可能會有的心理狀態，但並不是要給你拿來當藉口的。取而代之的是，我希望你透過理解可能會有這個狀態，發現並不是自己做不到，而只是暫時陷入了某些心理狀態，進而給自己更多機會，最終破除無助信念。

如果有甚麼得先放下，就放下藉口

既然提到了藉口，我們就來談談那些可能會和習得性無助混為一談的藉口。

我從不會在一個真正想改變的人身上聽到藉口，我只會聽到他們找了多少的方法，而現在正在做甚麼樣的努力。

很多人問我是怎麼堅持這麼久的，我想其中一個原因在於，不論我遇到多少挫折，我都相信我的努力會有所回報，雖然我偶爾會懷疑到底我改變的那一天會不會到來，但我不想放棄。

抱著想要更好的心態，只能一步一步前進，看看我能走到哪裡，想像我能變得多好。因此我會不斷找尋更適合自己的方式，並且不斷去嘗試。從我大學時期就開始有飲食紀錄的習慣，儘管我常常寫到一半就放棄，但我會很快的又開始寫。

後來我透過這些紀錄發現自己並不夠努力，我只是自我感覺良好地覺得我有付出行動，但當我誠實檢查我的飲食和運動狀況，我明白不是我瘦不下來，不是老天虧欠我，不是我脂肪比別人多，也不是因為我一出生就是巨嬰所以很難瘦，是因為我還是吃太多了，就這麼簡單。

也感謝這些一路上的紀錄和檢視，讓現在的我不會為自己找藉口說：「我已經努力過了，但沒有成果。」我只會持續找適合自己的方式，並且學習傾聽自己的身體，儘管我花了非常久的時間才逐漸做到，但過程中的一切卻都是我成長的養分。

有非常多人告訴我他們有努力，但沒有效果。他們說自己的體質就是這麼難瘦下來，然後問我怎麼做到的，好像我能給他們一顆仙丹，讓他們直達天際。直到我問了他們做了甚麼樣的努力，努力了多久，他們卻支支吾吾答不出來。不論是簡單闡述科學實驗的結果，或是過往累積的經驗，都讓我知道紀錄和檢視可以減少為自己找藉口。

這些寫在一開始，因為我要給你的，並不是一帖能讓你瞬間改變的神奇藥方。我的改變不是那種「一個月瘦下二十公斤」，讓你充滿激情盼望的經歷。因為我不是甚麼都沒有做，就瞬間瘦下了五十五公斤，即使那聽起來真的很吸引人。

還記得我國高中時期，每天都在盼望自己有一天在廁所昏倒，醒來後就瘦了五十公斤，走回班上誰都認不得。或是有一天有一個神仙來到我的身邊，說因為我的善良讓我可以脫下這件肥胖外衣。

我每天都在盼望這些能夠發生。

但走到了今天這一步，那些幻想都沒有發生。

不過，奇蹟的確出現了。奇蹟來自於我為自己做到的堅持和努力，來自於我不斷閱讀書籍和研讀更多健康瘦身相關知識，來自於我努力理解身心靈的平衡，來自於更願意相信身體、相信自己，來自於更多的自我對話，來自於各方面的成長挑戰與突破。

如果我們相信了「努力也沒有用」，或者「我就是做不到」，除了會讓我們停止採取更多行動以外，還會在生活各方面都漸漸失去控制感，並且讓我們的「預期」成真。

相反地，當我們真的開始相信我們的行為可以產生某些我們想要的結果，並且透過我們的努力來達成目標，當我們擁有這樣的信念，就可以減少被挫折打擊的次數，並且逐漸往自己的目標邁進，達成我們的願景！

如果你知道你其實是可以這麼做的，如果你已經願意開始迎向改變，請先聽喬安引用這句很棒的話：「**如果改變是容易的，那麼你就不需要看這本書了；但如果改變是不可能的，那麼這本書也沒有存在的必要了。**」

並非是要潑你的冷水，而是我們彼此都心知肚明，如果改變很容易，就不會一直有書籍和方法跳出來讓我們去學習，我們也不會覺得改變很辛苦，不會因此批判自己不夠努力不夠好。事實上是，改變確實不簡單，但並非不能做到，也並非遙不可及。改變之所以難，在於你的決心不夠強烈，你不確定自己的方向和目標所以反覆搖擺，你並沒有真正肯定和持續相信自己可以做到，或者是身旁有人在持續影響著你，而你接受了他們的觀點。

　　這些都可能是改變難以持續的原因，但在你的勇敢面前，這些都不足為懼。

　　請帶著你的勇敢和堅強，和喬安一起出發吧！

遇見更好的自己，
8 周有感的祕密瘦身法

不要讓疼痛變成習慣，從希望找動力

國中時我經常是含著眼淚起床的，大腿內側摩擦的大片傷口還在流著組織液，但是等會兒還是得穿上那件早已被磨破的學生西裝褲，褲子對我來說已經太小了，所以裡面沒辦法再多穿一層褲子，每次墊的手帕都因為摩擦被擠掉，更不用說衛生紙放上去沒多久就磨破了。

夏天還好一點，至少裙子裡面我可以穿厚一點的短褲來避免過度摩擦。把還在流血的傷口稍微清一下，小心翼翼地穿上褲子避免摩擦到，然後墊上厚厚的衛生紙。除了這麼做，我還能怎樣？我要怎樣在早上起床的時候有好心情？除非我哪兒都不用去，誰都不用見。

國、高中歲月離我已經過了很久了，但那樣的痛苦，還是感覺歷歷在目，我得說，那種傷口持續摩擦的疼痛，是真的很痛很痛的。

看看我身上那些痕跡，那些黑色素沉澱的疤痕，我知道我走過來的路，和一般人有些不一樣。曾經好幾年的時間，手臂上有一大片好像永遠都不會復原的傷口，我都想不起來是怎麼受傷的，只知道它會不斷流血流膿，好像永遠都不會好起來。我甚麼

也不懂，只知道用紗布蓋住它，至少不要被人看到，不要被自己不小心碰觸到。到現在我也不知道，那傷口是怎麼形成的，又甚麼那麼長時間都不會好。

我那時年輕，不知道過胖到底會對健康有多嚴重的影響，我只注意那些傷口，那些不方便，以及脖子上永遠擦不去的灰黑色暗沉（後來才知道應該是黑色棘皮症），以及手臂上一大片的紅色凸起毛孔角化。

喔，當然還有偶爾突然地心悸，喘不過氣的時候需要大口吸氣，多動一會兒就喘個不停，一熱就大汗淋漓還會散發出一種特別臭的味道。

「那又怎樣？我還不到20歲，這些還殺不死我吧。」至少當時的我還是這麼想的。

殺不殺得死是一回事，對生活造成極大的不便，才是一件更嚴重的事。褲子一再被磨破，補到不能再補，隔年又胖了，褲子只會變更緊，更容易撐破。整個冬天，都不知道傷口有沒有真的好過，沒人看見的時候我只能把腳張到最開來走路以避免摩擦，走在校園的時候小碎步，避免動到緊貼住的大腿。別偷笑我怎麼走路的，因為真的真的很痛。

疼痛真的會幫著我們前進嗎？或者是我們會習慣疼痛？

我想我們多半會先去習慣疼痛，因為當時這些疼痛和困擾並沒有推著我改變，反而給了我更大的壓力，讓我持續吃吃喝喝變得更胖，更痛。如果我們解決疼痛和煩惱的方式是持續地吃下更多東西來暫時舒緩痛苦，就好像毒品上癮的人持續用更多的毒品來滿足自己戒斷毒品的不適感，我們只是走進了一個死胡同。

或許，我們要的改變動力不是來自於痛苦，是來自於對未來的盼望。

只為自己而努力

　　有一次喬安設定了一個為期兩個月的目標，那並不容易，但仍在可達成範圍內，前提是必須很努力。我也很積極希望能達成，那是我給自己的一個期許。為了加強自己的動力，我寫下了一百個一定要達成目標的原因，然後跟自己說：「這一百個原因我會天天都至少看過一遍，只要有一個原因是我可以刪掉的，我就放棄我的目標，我就放棄改變，我就放棄堅持和努力。」

　　最後呢？那兩個月我確實做到了我的目標，因為我一個理由都刪不掉，而我也不斷提醒自己，為甚麼改變對我來說很重要。

　　若要我現在給你一個堅持下去的方法，那就是**寫下你想達成的目標並且牢記在心，接著再寫下為甚麼這個目標很重要**。不是那種想要變得好看一點的簡單理由，而是問問自己為甚麼改變對你來說非做不可，問問自己為甚麼變成你想看見的樣子很重要。

　　那些發自你內心深處的，那些跟別人說的話無關的，那些你真的想證明自己的理由，才是能夠激發你的動力。當你還無法牢牢記住你的原因的時候，就天天拿出來看。

　　有些人難以堅持，是因為隨著時間流逝，漸漸地忘記自己在

為甚麼而努力著。所以喬安才會常說：「**不要為了別人努力，要為自己努力。**」這樣你改變的原因才不會隨著他人而受到影響。

我們其實可以輕易對我們的目標提出一百個做不到的理由，但那除了讓我們可以暫時減輕罪惡感之外，其實對我們一點幫助也沒有。當然，如果你真的能給出一百個達不到目標的理由，請放下這本書，因為喬安知道這些理由一定對你很重要，我們可以保留它們和你目前的狀況。

我沒有達不成目標的理由，事實上我也沒想過。如果我知道其實我可以讓自己更喜歡自己，但我卻只是沉溺在目前的習慣不想改變，只是因為那一些藉口、只是因為那一些提不起勁的感覺、只是因為我不習慣去做所以以為自己做不來的感受。如果我只是因為這些，所以不去做出改變，當夜深人靜、我準備入睡的時候，我或許會對自己有一些失望。

偶爾我會問自己，今天有沒有為了變成自己想看見的樣子做任何努力？有沒有更喜歡自己一點？如果我還在克服和接受某些外在行為習慣上的改變，那我的思想有沒有變得成熟一點？我的心態是否變得更勇敢堅強一點？

我沒辦法為無法達成目標給出一百個理由，但我可以為了為甚麼堅持努力而寫下一百個原因。

讓我們一起變得更好

　　幾年前有一位女孩來找喬安諮詢，其實她的體重還算標準，但她為了要「更輕、更瘦」，所以她吃了來路不明的減肥藥，結果導致甲狀腺亢進，她必須再去看醫生吃藥治療甲亢，但因為這種治療藥物反而會導致身體肥胖，加上原本健康狀態已經因為錯誤的減肥而出問題，以致於吃藥前的窈窕身材一去不復返……

　　然而這位女孩當時還是不願放棄那些號稱可以瘦身的誇大廣告，也不願相信自己的身體已經處在強烈緊繃的狀態，還是想要趕快瘦下來，所以她仍然在吃某款減肥藥和排便茶。

　　我請她讓我看成分，只見瓶身上全部都是英文，沒有任何成分表（這是違法的），只有簡單一句帶過的使用方式和孕婦小孩不能吃等這些非常小字的警語，以及偏遠的製造公司地址（當然很大機率是沒這個地方的）。我知道這個朋友只是沒有找到好的方式變得健康和美好，當時真的感到很心疼，卻難以勸退她再使用這些產品。因為她說若不繼續吃，體重就會快速節節上升。但……未來呢？

　　曾有人跟我說：「喬安，救救我，我不想這樣。」很多沒有瘦身經驗的人確實不能理解這樣的掙扎，但喬安就是這樣走過來

遇見更好的自己，
8周有感的祕密瘦身法

的。過去當我暴食的時候，曾經邊狂吃邊流淚，每次衝動一來時，我失去理智般的尋找食物塞進我的嘴裡，但我的心裡都在吶喊：「誰來救救我？！」

我希望你好，擁有健康自信。喬安不見得比醫師來得專業或是看過更多論文，但所有改變過程中我能學習的不論是健康知識、運動觀念、各種瘦身法、心理學、腦神經科學、心靈能量、量子力學，我都試圖去理解和連結，因為我知道改變的過程是離不開身心靈的平衡的。影響每一個人身體心靈的原因太多了，沒有一種單一的方式可以解決所有人的問題。

最終我們尋找的並不是一個終極瘦身絕招，而是真正在每一個人獨一無二的生活中，取得平衡、取得對自己的理解和尊重。

這世界是要用愛去圓滿的，我們知道自己並不完美，我們也不知道自己能做到甚麼程度，可是我們仍然會接受也會去付出，我們會去體會愛。

這本書只是一個開始，喬安並不會停止前進和改變，我期盼和你一起變得更好，更有愛，影響更多人。

謝謝你，我愛你。

02 信念

很多人以為瘦身或是健康是一個機械式的過程，只要去理解怎麼樣遵守能量定律，算好卡路里的攝入和消耗，身體就會乖乖聽話。比較進階一點的情況，是我們開始去理解身體的各個器官、細胞和激素或是腸內菌叢的運作，透過這些理論和科學，我們去找尋更多種飲食方法試圖改變體內狀態。

但是每一個人都是獨一無二的，除了你的身體以外，你的心念、你的意識狀態以及你的靈魂也皆是獨特的，身心靈彼此的互相影響已經被量子物理和更多科學證據所證明。當一個人只是用機械性的方式對待身體而沒有注重自己的心念和內在的感受時，是很難順利達成他所期望的健康目標的。

或許有些人認為透過毅力和堅持改變了外在形象，所有的一切都會跟著改變，所以多數人專注在找方法，並一個又一個的嘗試著，或是嘗試各種號稱能夠改變體型的新藥丸和輔助食品，卻仍舊一次次的失敗。究其原因，不只是來自於不適當的方法，也來自於尚未調整好的心理狀態。

　　有些人則是透過堅持有了暫時的改變，但體重減輕或是外型改變也從不代表是真正「變瘦」，快速讓體重減輕的過程不一定真正改變了我們的習慣以及我們的信念，如果你仍然在為了下降體重或保持不復胖而每天告訴自己這不能吃那不能吃，這個卡路里高那個碳水化合物不能碰，腦子裡想的都是食物以及對食物的恐懼，努力運動因為不敢停下……這些都不是一個「真正的」體態窈窕的人的思維。

　　在沒有理解內在狀態或是克服心理障礙以前，改變通常只是暫時的掙扎，很快就又會回到原樣，如果我們在改變過程中反而讓自己產生了更多的壓抑和恐懼，那健康不但是一條充滿荊棘的路，更可能導致身心狀態極度不平衡而產生更多相關的心理問題，就如同喬安反覆十年的暴食症一般。這也是為甚麼，調整心態和擁有更適當的信念是這麼重要，也是為甚麼喬安總是強調內在外在都很重要，因為彼此都是相互影響的。

　　我們必須實現從身到心的改變。

開始面對，
承諾不放棄

◆ 先說好不放棄

　　當我大學最後一年復胖回九十多公斤的時候，儘管信誓旦旦告訴自己這次一定要努力到底，但是距離目標那麼遙遠，加上多次的反覆瘦身復胖，流失的不只是肌肉和水分，還有對目標達成度的信心。隨著復胖而再次上升的體重和逐次增加的脂肪，讓我多了更多的恐懼和不信任。

　　在喬安漫長改變的過程中，其實大多時候我是一次比一次更難感覺到自己的力量，尤其是每一次的復胖和暴食症發作時那種深深失去對自己的信賴，害怕自己再也無法改變的感受，總是一次一次打擊著我。

　　就算是在體重稍微減輕一點的時候，仍然感覺自己並不是真的了解怎麼做到的，或許只是碰巧、運氣好，或是暫時的體重下降而已。很多人以為我每一次的體重下降都會帶給我自信，其實真的有過減重經驗的朋友都知道，並非這麼回事，甚至隨著體重的減輕，我們反而會更加害怕復胖的可能

性以及增強對自己的懷疑感。

直到最後一次的轉變歷程，我開始像塊海綿般不斷閱讀和吸收健康相關的知識，去理解瘦身和身體運作背後的科學原理，也去理解中醫對人體的概論，接著閱讀更多身心靈類的書籍學習和自己對話，學著慢慢釋放自己內心的過度壓抑，以及許多罪惡感或其他阻礙自己改變的感受和信念，才真正看到了契機。

改變的過程不一定總會如我們的意，建立自信和身心各方面的健康也不見得有堅持就能做到，總是需要不斷不斷重新站起來，一次一次激勵自己。

可是，當你努力過後終於回首，所有的那些又算甚麼呢？當你漫步在人群中，抬頭挺胸，充滿自信，你知道那是你自己努力而來的。當所有人都不看好你的時候，你不甘示弱，你給自己爬上山頂的勇氣。

我會說：親愛的，你真勇敢。

現在偶爾會聽到別人誇我漂亮，其實我心中沒有太多竊喜，但我會露出一抹淺淺的笑容。因為那代表著我的堅毅和不放棄，我很自豪。喬安不敢說自己沒有怠惰過，但我保證從我決定讓自

己變得更好以來，我就沒有想過放棄。

有些過程是淚水和汗水一起過來的，自己懂得就好。**你想要得到甚麼，你去努力就是。這世界多麼公平，公平到你若只想怨天尤人，你能輕易得到對應的結果；公平到你若真的想要改變自己，你必定能做到。**

我們，先說好不放棄。

◆ 沒放棄就不是終點

「妳花了多少時間瘦了這麼多？」

「嗯，反覆減重復胖到現在穩定下來，大概也有十多年喔。」

「這麼久喔……」

「對啊，就是這麼久，不覺得很厲害嗎？」

「……」

總有人興致勃勃問我花多少時間瘦下來，當我回答了以後，收到的回應大多是失望，因為這不是多數人想要的結果。我們都希望輕鬆一點、簡單一點、快一點。相信我，喬安是最希望這段

過程越快、越輕鬆、越簡單的人。但事實就是這樣，我可以說謊來讓你得到希望滿點的感覺，但這對我們都沒意義，也沒有幫助。

不如，還是說說最自豪的吧，我是怎麼堅持下去的。喬安最自豪的並不是減輕了多少體重，而是從開始我就沒想過放棄。我不想就這樣而已，我覺得自己應該還能更好，所以儘管一度瘦到七十多公斤又復胖回九十多，中間起起伏伏了好幾年，我也只是覺得辛苦但不願放棄。

遇到挫折站起來，胖了就激勵自己再來一次，失去理智暴飲暴食與我想要康復的心糾纏了十年，挫敗就反省，看到可以嘗試的方式就立刻做看看，儘管很多時候總是三分鐘熱度，但仍然沒能打消我想改變的心，我從來沒有一次說：「算了，你想怎樣就怎樣吧，我累了，胖就胖吧。」不肯放棄是讓我走到現在的原因之一，從批判自己的所有一切走到學會接納現在的自己，並勇敢提升，是因為我知道我可以變得更好。

很多在努力中的朋友，會問我怎麼堅持的，他們說他們已經很努力了，但是總覺得好辛苦、想放棄，好像有些事與願違，好像有些遙不可及。我總是會讓他們先看看他們已經走了多遠，讓他們看見自己的努力，這是一件很棒的事情，並且讓他們相信最終可以擁有自己想看見的樣子。

因為你值得美好啊！

你很好，我們都不應活在苛責自己的生活裡，如果放棄了真的會讓你比較開心，那我並不會阻攔你的決定。但若你放棄後，卻覺得很難過，覺得自己好像失去了甚麼，那我會希望你為了自己堅持一下。

堅持並不是每一天都要做得很好，有時候就算先休息一下維持體重，不急著逼迫自己往前走，那也是一種心態上的調整。體重是浮動的，我們不可能永遠保持在某個體重，就連模特兒平日也會較為輕鬆，但他們有工作前會加倍努力。

在前進的過程中，相信自己，跟自己說做得很好，肯定自己。接著往前走，因為你有你想看見的樣子，讓我們與更好的自己在未來相遇。

◆ 成為最能激勵自己的人

當我高三申請上大學後，我才有了自己第一支黑白翻蓋的Nokia手機，也終於擁有我人生第一台電腦。開始發現網路上有各種部落格、個人新聞台、BBS個人版面……好興奮啊！

從那之後我就很常寫文章、寫短句，但寫最多的，都是激勵自己的文字。每當我遇到挑戰挫折、感覺失落，我就會開始寫著內心的感受，寫著再多相信自己一點，就這樣寫著寫著。

喬安其實是標準的三分鐘熱度，對甚麼都很好奇，所以很難專注很久。每當我回想這一切到底是怎麼走過來的，到底是怎麼跌倒又站起來，我就會想到那些不斷寫下的文章。

不見得有人會看好我，就算是憐憫我的人也不一定認為我能夠達成目標，但我自己必須相信，我必須要持續激勵自己向前，因為若連我都不相信自己，那最後就只剩下放棄，那不是我要的。

我們很常聽到正能量、負能量這些詞彙，其實能量本身並沒有正負之分，有些語句可以讓某些人感覺被激勵，但對其他人可能覺得反感；有些語句讓人覺得悲觀，對其他人來說，或許是一種療傷。

喬安曾說過要成為在改變過程中最會激勵自己堅持的人，但這並非永遠都是一股所謂的正能量或是那些成功學的語句。**激勵自己去實現你自己想看見的樣子，其實是一種對自己的盼望。**

　　在我大學時期，已經不斷地在個人版面寫文章，雖然那些個人網站現在都已經關閉，但我仍記得，每一次我失落的時候、每一次覺得無力的時候，我總是寫著：

「親愛的，我們可以做到的。」
「累了沒關係，但是我相信我們一定可以堅持下去。」
「妳辛苦了，明天我們加油。」

　　唯一有一次，我想著或許該學學別人激勵的方式，就是將自己罵一頓，說自己怎麼不知節制、管不住自己、胖得像一頭豬，說自己真的很沒用……我就這樣不斷打字批評自己。那段文章被我保留下來了，但我從沒有在那篇文章中感受到任何力量，我只感覺到我對自己的批判和不信任，那篇文章一點也無法激勵我。

　　然後透過不斷的學習和理解讓我更清楚知道，最好的激勵方式並非用苛責的言語，或是不斷給自己那些催眠用的語句。喬安的粉絲團名稱一直掛著激勵兩個字，因為我相信，激勵不只是透過行為或言語鼓舞一個人前進，激勵是幫助人們破除舊有不適合

的信念，並且用來打破藉口的。透過看見他人的改變和堅毅，去相信自己是做得到的，透過肯定自己的努力，相信自己可以成為想看見的自己，這改變信念的過程就是不斷地激勵。

激勵是守護自己的心，知道自己並不孤單，提醒自己有想看見的樣子，提醒自己是有力量的，是有改變的能力的。那種激勵或許不會讓你突然爆發強大的力量，但細水長流，你知道你不會放棄自己，你知道你有毅力，你知道累了是正常的，你知道你會持續下去，因為你有想要做到的事。

不管甚麼挑戰，我們面對並且再站起來。我們沒有在彼此作對，你不需要責罵你的身體或是你的大腦，因為當你越是罵自己怎麼做得不夠好，怎麼不如人，你只會對自己更失望，最終身體只會迎合自己的「盼望」。

當你的心念放在相信自己的堅韌，放在你想看見的樣子，而不是批判自己就是個沒用的人、或是一隻只會吃的豬，那麼心想事成會開始啟動。隨著你更加相信自己是有能力改變的，你就會開始慢慢相信你存在著堅毅，儘管路有崎嶇，但你會去找方法，你會試著用保護的心看待自己的身體和心智。

◆ 復胖只是你又變胖了

從喬安升高二開始決定瘦身以來，途中真的經歷了太多太多了，而直到後來暴食症後幾年，我站上體重計，發現復胖回九十多公斤，拉長時間來看，經歷了十年之後我把自己打回原形。因為那時候的我總是採取一個又一個想要快速見效的方式，但又因為激烈節食和過度的恐懼與壓力導致暴食，心裡當然是堅持想要改變的，但是卻躲不掉毒蘋果的誘惑。

儘管如此，我還是堅持在路上，因為我知道有人成功過，我想或許是我毅力不足或是方法不夠正確，但我仍然相信自己能做到，所以開始轉換心念，並且更多去尋找真正適合的方式。

可惜的是，在我改變後儘管有許多朋友因此諮詢我的意見，卻總在第一句問到：「會復胖嗎？我聽過控制飲食會復胖，我聽說運動後如果不繼續就會復胖，我聽說所有的方法都會復胖。」

很多人給不願減肥一個藉口，說怕會復胖。**事實上，復胖通常只代表你又變胖了，根本不是甚麼神奇的字眼，也不該是你的藉口。**

某些不適當的瘦身方式，尤其是透過讓身體脫水加上多排便

令體重快速減輕，只要一喝水或吃東西體重就會回升，有時候根本不用花到一兩天就破功，這並不是真正的瘦身方式。或者是某些過度節食的方法或許會因此降低你的基礎代謝，讓你不容易減重。（這也是減重的人常常說的藉口之一，說他不能控制飲食，因為會降低基礎代謝。）

但你若是不用正確的方式改變，持續處在肥胖狀態中，你體內的各種荷爾蒙也都持續在混亂狀態，一段時間以後身體適應了自己在更高的體重設定點，就真的更難瘦身了，甚至因此導致了各種相關疾病或是處在糖尿病前期而不自知。

確實，找到正確的方式瘦身並且不會容易再變胖很重要，但你不能一邊期盼快速下降體重，一邊又期盼體重不反彈，然後在信心逐漸喪失之後告訴自己再也不要減了，因為遲早會復胖。我們需要針對過往不斷復胖找到根本原因，而不是完全地排拒再次嘗試照顧好自己的身體。

如果我們真心想改變，就停止尋找藉口，並且去找到真正適當可以維持的飲食模式，讓好的飲食方法養成習慣，並且增加身體活動保持健康，我們知道很多技能是用進廢退，怎麼會期望自己身體在不活動的情況下能夠變得更好呢？

害怕復胖不該是你不想減肥的藉口，如果害怕復胖，就該更用心學習照顧自己的身體，就該真正保持耐心來改變自己的習慣，否則一旦回到舊有的發胖飲食和生活習慣，變胖只是意料中的事情而已。

◆ 事情不會因為你現在不面對而變得更輕鬆

　　曾聽過一個故事：

　　盧梭在22歲舉行訂婚宴那天，他的未婚妻愛麗爾卻對他說：「對不起，我愛上了別人。」在親戚朋友面前，盧梭感到無地自容，思考了許久，最後決定離開家鄉，到瑞士、德國、法國……遊歷，期待將來有朝一日風光重返故里。

　　三十年後盧梭回來了，當時他已成為著名的文學家和思想家。老朋友告訴他，當年盧梭的未婚妻多年來過得並不好，只能靠親戚的救濟艱難度日。盧梭一聽，立刻拿出一些錢，要朋友轉交給她。老朋友感到詫異，問他：「你真的對她沒有絲毫怨恨嗎？當年，她可讓你丟盡了臉啊！」

　　盧梭回答：「如果我提著一袋死老鼠去見你，那一路上聞臭

味的不是你，而是我。怨恨是一袋死老鼠，最好把它丟得遠遠的。如果我怨恨她，那這些年我豈不是一直生活在怨恨之中，得不到快樂？」

後來我就將這句話放在心中，並且知道不只怨恨是一袋發臭的死老鼠，你的拖延、害怕、擔憂，放久了也會像一袋發臭的垃圾，它只會越來越臭、越來越沉重，並不會因為你拖著放著假裝沒看到，而有一天突然不見。

儘管一開始我們因為不想面對壓力而不去處理，試著讓自己視而不見，但當它開始發臭，你只能花更多心思去處理，又或者再次掩埋，再次假裝沒看到。但事情都在那邊，除非我們決定認為這件事情對我們再也不重要，那麼才有可能真的放下。

但問問自己，我們真的不想要改變嗎？真的不願意透過努力證明給自己看我們是做得到的嗎？如果是真的，喬安相信你不會拿起這本書看到這一段，當你接受到一段讓你感同身受的訊息，我相信是你準備好做出改變了。

就去做吧，如果它對你來說很困難，未來也不可能變得更輕鬆。當你拒絕面對你的挑戰，你並不會變得堅強，反而會下意識告訴自己你並不能勝任許多事情，那麼事情對你來說反而會變得

難上加難。

面對恐懼並處理拖延的方式，就是直接去做，如果跌倒就再站起來，感到挫折就好好激勵自己再次前進。每一場電影的主角都不是一開始就很強大能夠打贏厲害的對手，但是在他一次一次站起來的時候，我們都流淚了不是嗎？我們內心為他加油，並且知道他的堅毅和勇敢一定可以打敗對方。

當你發現沒有甚麼真的能夠擊倒我們，你才真正明白了，你比恐懼還要強大，這時候信心會幫助你走得更穩更遠。

事情絕對不會因為我們刻意逃避不面對而變得輕鬆，但事情會在我們積極面對的時候變成一塊墊腳石，讓我們踏著一次次的挑戰往上。別問自己為甚麼做不到，問自己怎麼做到！你相信你行，你就一定行。

◆ 要不要我們明天再開始？

以前每一次跟自己說要重新出發的時候，我總是想著：「好，那就下禮拜一開始。」最好是剛好是禮拜一又剛好是一號的那一天再開始，那就太完美了。或是，「不如過完年就開始，

剛好是新年新希望。」又或者是遇上了生日，就可以許下這個生日願望然後再開始行動。

我們總是希望有一個特定的時機點再開始，彷彿那天就是一個魔法的日子，會讓我們突然有無比的動力和堅毅的決心，讓我們過往的那個人蛻變成全新的自己。過去做不到的事情從那天開始就都能夠做到了，就是那一天。如果灰姑娘是在半夜十二點恢復她的南瓜馬車，那麼我們一定可以從設定的那一天的半夜十二點，突然變成超人，無堅不摧，強韌無比，迅速達成目標。

當設定好了那一天，我們就突然充滿了期待，彷彿那個超人般的自己一定可以在一個月內瘦下二十公斤，只要那個魔法的日子展開後，人們就知道我多麼有能耐，他們看著我的眼神都會閃閃發光。

這一切實在是太美好了，以至於我們應該先獎勵一下這麼辛苦的（未來的）自己，既然如此，就先吃個吃到飽好了，反正那天以後我就會神奇地甚麼都不想吃而堅守我的飲食計畫。啊，話都說到這裡了，附近開的那家甜點店也去吃吃看好了，反正到那天以後我就不會吃甜點了。

這些再熟悉不過的話語和想法，都是心理學上的預期感受在

引導著我們。

當我們預期了未來的美好，儘管一切都還沒有發生，我們已經決定給現在的自己獎勵。而且通常當我們設定的目標越大越困難，我們預期達成的那個自己就會越強大，這感覺真是太好了，值得我連續吃三天大餐來犒賞自己。

反正到時候我一個月就可以瘦下個十公斤，現在突然增加個五公斤也沒甚麼啊，我可是已經把日期訂出來了喔！

這些聲音盤旋在我們的腦海中，在我們尚未做出任何行動以前就讓我們給自己過多的獎勵，我們把現在的放縱和享受當成一種獎賞，而因為預期未來的自己會比現在更加堅毅努力，所以我們當然可以先獎賞自己。

當我們出現這種預期美好的心態，一個沒有覺察很快就陷進去了，就喬安自己過往的經歷以及遇見的許多狀況來說就是如此，或許你也有同感。在這些享受之後，最常發生的情況就是到了那天開始，我們的心態和努力並不會與過往差距太多，唯一不同的大概就是這段期間的提前享受讓我們又多胖了幾公斤。

接著，我們覺得這次沒有達成超人狀態只是一個意外，我們

開始設定下一個魔法日期，然後把標準設得更高，一個月要減少十五公斤。然後就是……你知道的，我們要開始先獎賞自己囉！

喬安在一本關於意志力主題的簡體書《自控力》中看到了這些心理上的前後變化，讓我啞口無言的是，這確實是我一直以來的思考模式。（你要不要也承認？）

當我們理解了原來你的心態上產生了這麼大的變化的時候，真正重要的目標不是再訂出下一個魔法日子，而是了解每一個當下都是達成目標的時機點，現在沒有願意努力的心態，未來也很難比現在更努力了，現在不夠堅毅採取行動，魔法日到來也不會突然採取實際行動的。

你應該把你的努力和耐心當成每一天的培養。因為有些心態就像肌肉一樣會被你訓練得越來越強大，每天為自己多進步一點，你會在一段時間之後，發現你已經成長的比自己過去更加堅強勇敢。

◆ 體重快速下降的誘惑是毒蘋果

在喬安改變的過程中，蒐集了很多資料，每一次看到一個可以嘗試的新方式，我都會很開心，並且急於嘗試，當然這造就了我嘗試無數次不適當的減重方式，體重也總是起起伏伏的。就這樣降了一點體重又上升，降了一點又上升，每一次下降都很開心，每一次回升都是打擊，跟許多人一樣，我就是在這樣反覆的過程中失去了信心，也開始放棄了改變的可能性，如同一開始提到的「習得性無助」。

試著想想，每一年我們花多少精神和心力嘗試各種瘦身法，但卻在隔年發現體重一點也沒變，甚至還微幅上升？或許是時候接受真正的事實了，**快速而難以堅持的瘦身法幾乎都是無效的。**

後來我開始閱讀健康和身心靈相關的書籍，開始理解每一種瘦身方式背後的原理，以及理解身體和心理的互相影響，一切才開始真正改變。當我瘦身有大幅度的進展，也沒有如同過去一樣體重快速反彈，越來越多人問我是怎麼做到的，但是他們的第一句話通常是：「你多久瘦這麼多的？那我多久會瘦？」

我相信大多嘗試過瘦身的人都知道，稍微減去幾公斤體重是很簡單的事情，一小段時間少吃一點，甚至吃一些號稱有速效的

藥丸來排出水分或是初期更頻繁排便，或是刻意減少肌肉組織都能讓體重快速下降。但是想要持續下降體重甚至只是維持住成果，或是真的在身形上有較明顯的改變，很顯然上述方式是難以做到的。所以復胖變成一種常態，我們不斷嘗試新的方式、新的藥丸，只要號稱越快速瘦身的就越好，人性如此，過去喬安也難以抵擋體重快速下降的誘惑。

　　為了求美求漂亮，我甚至聽過有「小腿神經截斷手術」。我們或許知道有些人因為受傷的緣故打了石膏固定住腳，過一段時間在不能活動的情況下肌肉會逐漸萎縮，因此石膏拆下時腳可能變得又瘦又細，與另一隻沒有打石膏的腳有很大的差別。而小腿神經截斷手術就是想要達到相同的效果，透過截斷運動神經，讓肌肉失去神經支配而降低運動能力，久而久之產生萎縮。在我看來，這與打石膏的差別在於，石膏拆下後得花上幾個月復健，而神經截斷之後得花上一輩子復健卻永遠好不了。

　　因為人們好逸惡勞的天性以及追求快速的成效，所以只要體重計能看到下降的數字，只要某部分的身形能發生暫時性的變化，我們不會去考慮未來會有甚麼後果。但不適當的快速減重方式大多都逃不了變得更胖、更難瘦身、自信心喪失、部分身體機能喪失、嚴重掉髮難以長回、過度吃藥導致腎臟損壞……

是的，那些都是人性難以對抗的誘惑，對喬安來說也是一樣的，但是如果我們都曾多次反覆復胖過，卻又不願意真正開始照顧身體，等待著我們的只會是更多的掙扎和痛苦。而我們也看過那些理解健康知識並且願意開始用心照顧自己身體的人，他們更願意付出耐心努力，而耐心是這世界最稀缺的資源之一了。

當你願意用好的方式照顧自己，持續努力保持耐心，或許我們用了一年時間才瘦了十公斤，但一年後我們看看，那些曾經一個月下降五公斤體重的人，依然每個月都嘗試不同方式不斷下降一點又上升，下降一點又上升，接著一年後變得比過往還胖。

時間拉長了，才知道耐心有多麼彌足珍貴，用心照顧自己有多麼重要。

◆ 慢慢來，比較快

喬安經歷了多次的反覆瘦身又復胖，一開始只追求體重快速下降的方法，儘管理智上知道「慢慢來最快」——體重穩穩地下降對我來說才是最好的方法，卻在經歷了十幾年後，才真的願意開始接納自己可以「慢慢來」。

因為當我去檢視這麼多次的體重增減，我發現每一次能夠真正維持住一個穩定的狀態，都是因為那個時期我保持了耐心，並且用更適當的方式努力著。太多次我透過突然少吃又暴食試圖改變，最後全部打回原形甚至更糟。

當我願意好好坐下來吃飯，試著慢慢吃，並且保持規律運動，儘可能多聽身體給予我的訊息，在這段時間有時候體重會好幾天不下降，甚至微幅上升，即便有點灰心，但我只會告訴自己再堅持幾天吧。接著體重又會在某天突然下降許多，當時間拉長，看到那不規則的階梯式下降，和身形的明顯改變，我才知道保持身體和情緒平衡有多麼重要，保有耐心和對自己的信心是成功根本的基石。

減重或說體重暫時下降，是一件很簡單的事情，脫水、吃排便藥、嚴格少吃幾天體重就下降了，至少身體機能還沒被破壞的情況下大多是如此。但我們都不得不承認，維持下降後的體重才是一件難事。

只是人性總是不想要保持耐心，總是想著改變已經不容易，為甚麼不能快一點達成，讓我可以回復到以前的大吃生活？結論就像那句話：「我當然知道怎麼戒菸，我都戒了幾百次了。」

當喬安希望想改變的人保持耐心，並告訴他適當的方式來做到習慣上的改變時，大多會被嫌棄這樣太慢了。例如他們說運動太慢了，嘗試過了而且那幾天體重還上升，運動對他沒效果。「我知道怎麼減肥，我都減了幾百次了。」這句話，真的是再現實又嘲諷不過了。

體重和體態本來就會因為各種原因而有所起伏，體內環境永遠都是動態的，我們無法保證今天的運動就能讓明天體重下降，我們也無法保證連續三天少吃能每天都降低體重，我們只能在改變的過程將適合自己的方式融入生活當中，並且擁有一個新的飲食和活動習慣，反覆調整到更適當的方法，接著讓時間來證明我們聆聽了自己的聲音，並且保持耐心，為自己的健康負起責任。

體重會有稍微增減是必然的，因為我們的身體有消耗、有吸收、有各個細胞所進行的動作，有一大堆複雜的生理作用，若你斤斤計較體重數字，只會非常疲憊。我們努力的過程中應保持耐心並將時間放長來看，避免快速瘦身的陷阱，不要只憑恃年輕力盛就不顧身體，或是為了看到體重下降吃了來路不明的藥丸，狂吃利尿劑、軟便劑導致器官功能失常。

與其說減肥是一輩子的事，不如說健康才是一輩子的事，勤於運動的朋友也不要求快，請循序漸進用對的方式，想要透過運

動照顧自己的同時也要避免運動傷害。

體重告訴你的，有時候只是假象，體態和外在精神狀態告訴你的，才更接近真相。希望減肥中的朋友們不要被體重稍微增減所誤導，你並不會永遠帶著一個體重計讓別人看你的體重。

◆ 肥胖信念斷捨離

高一升高二那段懵懂時期，我只知道吃少一些然後增加運動量應該就可以減重，沒有太多對於瘦身的理解或知識，只是簡簡單單這樣做，而我也開始在那段時間慢慢改變。升上了大學開始看了許多文章，才知道「如果青春期持續肥胖，體內脂肪會比一般人多，更難瘦身成功。」或者「出生時體重較重的嬰兒，發胖機率很高，並且不易瘦身。」「就算降低了體重，有95%的人會在一年內復胖，最終維持長期瘦身後體重者不到5%。」這一切好像是在對我宣告我終將失敗，簡單持續改變的心也漸漸感到恐懼和動搖。

在我大量閱讀健康書籍以前，我是單純而沒有任何限制的，我認為每一個人只要努力都是可以做到的，有一天我也會變得和那些我喜歡的女明星一樣纖瘦美麗。直到這些觀念開始告訴我，

我需要付出更多並且可能回收更少，我需要小心翼翼不然會一下子就復胖，我體內的脂肪量已經註定比那些青春期階段擁有正常體態的人的更多，我都還沒證明我能做到就彷彿已經被這些觀念給判刑，似乎此生註定為體重苦苦掙扎。

我自己被這些觀念影響了很久，潛意識中某些單純的信念改變了，我開始害怕復胖、變得戰戰兢兢，很明顯我開始擔心自己不能真的瘦下來。這些無效信念開始綑綁住我，難以掙脫。

但我想怎麼做？屈服於那些別人說的觀念，所謂的科學實證？害怕自己就是那95%人裡面的其中一個，註定復胖？怪我出生時就是巨嬰？我都還沒怪自己讓我媽媽因為生我而失血過多呢！

最終的選擇是，我願意相信自己能做到。

成為那5%成功不復胖的人聽起來很棒啊，跌破大家眼鏡讓青春期就胖的我完全改變也是挺帥氣的，出生是巨嬰僅代表我現在模特兒般的身高只是剛好而已。

直到現在，我也很常聽到一些找我諮詢的朋友，說自己是易胖體質，當我問對方為甚麼這麼認為，他們也只是說自己就是難瘦，但卻無法告訴我他做了多少努力。也常聽到有些人告訴自己

是頑固型的體質（不解甚麼叫頑固型體質）、或是自己是肌肉型的瘦不下來（這個不想解釋了，去問健身教練），肉很硬很難瘦（脂肪太擁擠撐皮膚，不是肉硬），或是從小胖（這麼巧我也是），總之就是不容易瘦或是代謝不良的問題（代謝問題基本上是肥胖和生活習慣造成的，大多不是天生），或者本來就容易胖、吃一點就胖……太多太多。

但喬安只想問，拿掉這些說法後，你到底想要得到甚麼？**如果你要的是讓自己胖得安心，那喬安會試圖理解你，但如果不是，就把這些跟你無關的信念全部丟掉！**

當我跟別人說我出生就是四千五百公克的巨嬰，又從小胖到大、整個青春期反覆胖了又瘦、瘦了又胖，也就是傳說中的越來越難瘦體質，得到的第一個回應通常是：「那你應該是易胖體質了，你本身就很難瘦下來，要維持不復胖更難。」

我總是笑著回答：「對阿，科學研究通常是這麼說的。」

但我心裡想：「但我可不相信。」

◆ 減重是徒弟，不復胖才是師傅

你喜歡出去玩嗎？你喜歡逢年過節大家聚在一起歡慶的時光嗎？期待出國旅行嗎？喬安以前超怕的，內心儘管期待那些假日或旅行時的歡聲笑語，但卻無法掩蓋我內心的恐懼，我害怕我會因為各種食物和歡樂氣氛而大吃大喝，因為我沒辦法抵擋那麼多的誘惑，我沒辦法盡情享受當下的美好和珍貴的時光，只想著我的體重怎麼辦，我承認自己意志力不足，我還在調整自己的狀態並讓自己學會適可而止。

而每一次的逢年過節或是旅遊，少則三公斤，多則六公斤的體重會回到我的身上，那讓我在每一次節日以前就已經充滿了壓力和恐懼，告誡自己那至少這段時間我要先瘦一點起來，避免到時候胖太多。我們都知道這樣的結果會是甚麼，壓力導致我在還沒有過節以前就開始大吃，接著陷入懊悔以及更深的恐懼，迎來的又是更大的壓力，隨著日子逼近，似乎沒有一天能好好過生活，腦子被吃甚麼與不吃甚麼占滿，被預告上升的體重已經提前上升，然而此時距離節日都還有好一陣子呢！

我失衡了，我不能接受自己像個鞦韆一樣偶爾盪到另外一邊，我會忘記我可以盪回來，儘管是在我已經知道怎麼有效瘦身之後，我還是很害怕。

　　直到後來，真正去檢視過往的飲食紀錄、目標紀錄，發現裡面紀錄著我大量的恐懼以及自己轉而吃下更多食物來尋求心情舒坦，接著是懊悔和痛苦，然後事情一再循環。我終於明白我需要斷開這個枷鎖。

　　改變是在我理解了平衡之道。

　　感謝因為我持續不斷閱讀健康和瘦身相關的資訊，透過嘗試和經驗，我相信自己有能力透過適當的方式讓壓力減少，保持心情平穩，避免假期體重上升太多，同時也可以在假期後恢復日常生活時讓增加的體重以較快的速度減去。同時我學習到，因為短時間吃較多而增加的體重，在身體還沒有適應一個較高的體重設定點以前是可以較快速減去的，把握體重剛上升約兩周的黃金期，就不會讓身體再度將體重設定點調高了。

　　我欣喜接受這個說法，並且知道並非我一小段時間吃得較多就註定變胖，我是可以透過更多的努力將之平衡的。那時候我想：這不就是我的思想救贖嗎？我那麼害怕假期、旅遊這些可以開心歡笑的時刻，但卻忘記適時的放鬆可以釋放我的壓力，幫助我走得更堅定更久更美好。

　　事實證明，當我用這樣的態度面對隨之而來的假期和旅遊，

我變得自在又開心，以往事前的擔憂也都消除了，而我也能在平日保持好自己的狀態，穩定改變，在旅遊的時候開心歡笑、讓自己吃想吃的沒有甚麼壓力，和大家一起玩一起享受，心思與當下每一個相處的人在一起，而不是和恐懼在一起。接著當我回到日常生活，我發現我大約一周內就能將增加的體重降下，甚至因為開心的放鬆讓我動力更強，接下來的日子我在工作和心態以及身形的改變上都有了更大的進步！

如果你和喬安一樣，已經厭倦了每一天的恐懼，也已經經歷了太多次就算害怕得要命也只是讓自己壓力更大變得更胖，不但無法開心，也無法享受當下，更沒辦法開心享受改變，以為自己要一輩子陷在恐懼的牢籠裡。好消息是，現在，我們可以開始理解平衡了。

如何在生活中取得平衡，那才是人們真心追求的。

我們做的就是試圖保持在一個穩定的平衡狀態，並且在這個平衡狀態下活出真實的自己，實現自己的目標。因為減重只是徒弟，保持心態平衡飲食平衡不復胖，才是我們想要的師父。

遇見更好的自己，
8 周有感的祕密瘦身法

◆ 不求事事順心，但求勇敢毅力

過往每一次當我又亂吃東西，每一次當我不能堅持，每一次體重又再度上升，甚至是每天每天……我都希望能夠得到一些幫助，每次我的生日願望和新年願望都是瘦下來改變自己，當進到每一間廟宇，每一次投錢幣到池裡許願，總之任何一個可以許下心願的場合，我都是先祈求得到幫忙和垂憐，讓自己獲得改變。

直到好幾年前我不知道從哪兒看到這兩句話：「不求事事順心，但求勇敢毅力。」突然有一種醍醐灌頂的感覺。這麼多年下來，難道我沒有理解力量其實只在我的身上嗎？這句話就這樣刻進了我的腦海，從那之後，我的祈禱詞就改變了。

不論你經歷過甚麼，喬安真心想要告訴你，產生改變的一切力量都在你的身上，我們可以從書本獲取知識；可以從他人身上看到經驗；可以請專家給我們建議；可以祈求獲得一股安心感，但改變的力量都在自己身上，也只會在自己身上。

每一次我們對外尋求力量，就是在把自己改變的責任和可能性交出去。把責任推給那些買了都沒有效果的輔助食品，把責任推給那些說我們一定可以瘦下來的推銷人員，把壞心情推給公司同事、把痛苦推給嘲笑自己的人、把不去運動的藉口推給天氣、

把不願意控制飲食推給身旁人熱情邀約聚餐……或許把事情交給別人永遠比較簡單。

找藉口推掉承擔事情的責任確實會比較輕鬆，至少一開始比較輕鬆，你會感覺不需要承擔這份責任和壓力，能讓你暫時心安理得一點。但持續的結果是習慣找藉口並且停止努力，因為找藉口總是比較簡單的。但這並無法改變你真心想改變的狀態。你的身材只會隨著藉口走樣，你的健康可能每況愈下，找藉口的習慣延續到了你的生活和工作之中，漸漸地我們可能提不起勁面對許多事情。

不求事事順利，但求勇敢毅力。每一個人都不可能事事順利，那些看起來順風順水的人做出的努力或許是我們根本無法想像的，因為不找藉口就必須擔起責任，而擔起責任讓人變得更強大足以面對許多事情，所以儘管更多挑戰來到面前，他們都已經知道如何更好地面對，這才是強大的人看起來一切順遂的原因。

如果我們真的想改變，就是學會擔起責任，因為當改變的責任在你身上，儘管會需要付出相應的努力，但至少改變的權利也在我們自己身上。勇敢面對既有的事實，不去求別人幫助你改變，而是學會相信自己的勇敢毅力可以迎接挑戰，改變現狀。

遇見更好的自己，
8周有感的祕密瘦身法

◆ 最終我們要面對的都是自己

那些反覆試錯並能夠持續調整心情再站起來，那些勇敢面對的人並不是遇到比你還少的挑戰或是挫折，他們不一定常常提起，只是因為這些最終都還是自己要去渡過的，何必多說，最終我們要面對的都是自己。

我也有過無數次的懷疑，有過百般挫折、失落、淚水、更多更多的恐懼……不知道自己怎麼這麼沒用；不知道自己為甚麼就是不能堅持；不知道為甚麼自己會這麼擔憂別人的眼光，不知道……但是很害怕。

我不知道甚麼時候我才能看見自己想看見的樣子，會不會我永遠都在白費心力？會不會最終這些堅持一點用處也沒有？

真正願意堅持到底的人從來都不是因為沒有過挫敗和痛苦的經歷，我們不願用那些經歷來博取同情，寧可擦乾眼淚再站起來一次，寧可試看看我們到底能做到甚麼，寧可逼迫自己閉上哭得紅腫的雙眼睡下去，然後醒來告訴自己又是新的一天。

就算我們訴說自己有多辛苦多難過，可以暫時得到身旁朋友的同情和支持，那或許可以讓我們好過一點。但長此以往，難道

他們有義務不斷安慰我們嗎？難道我們持續的哭訴和抱怨會讓人們想與我們相處嗎？

到最後，我們想處理的都是自己與自己的關係，我們一天二十四小時都得面對的也都是自己。

這是一個人與人之間緊密聯繫的社會，除非你到了無人島，不然你都得與人接觸，若你恐懼他人目光和批判，那你或許可以躲起來，儘可能不與人接觸，只要你躲得夠好，或許真的不太需要與人們有太多互動。但最終，你躲不過自己內心對自己的評價，你也躲不過如果不照顧自己健康，身體最後承受不住而衍生的狀況。

對，有時候眼淚就是掉個不停，不知道自己到底堅持甚麼、努力甚麼，有時候覺得沒有人理解我們的壓力和內心的感受。

但是每一個人都會有自己的課題，我們有屬於自己的難過和淚水，以及我們堅強的承擔起的一切。他人也有屬於他們的難關和壓力，沒有誰必定要來理解我們經歷了甚麼。儘管感到脆弱，擦乾眼淚睡一覺，再不然休息幾天，再站起來。既然我們有想要完成的事情，我們就願意選擇堅強。

如果有一天我因為自己的堅毅而發光，我一定狠狠哭一場，跟自己說：「你真的……辛苦了。」但現在還不是時候，就算要哭也要站上舞台哭。

放大你的目標或放大你的痛苦，同時間你只能選擇一個，最終我們要面對的都是自己。

◆ 自信來自於自律

有人問，當喬安高一時一百多公斤的時候，和大學時期七十多公斤時有甚麼不同嗎？

有啊，大學時期的我更害怕自己一事無成。

在這一段十幾年反覆減重又復胖的過程中，從來沒有在比較瘦的時候感受到更大的自信，反而是更想遮掩自己的身形，更害怕變胖，更討厭別人的笑聲，更害怕去買東西吃被看到，當時的我和自信根本連邊都沾不上。

或許有些人在身材比較肥胖的時候感覺非常地沒有自信，所以很希望趕快瘦下來恢復自信，但喬安認為：自信不是在瘦下來

的時候突然跑回我們身上的，也不是在體重高到某個臨界點的時候突然從我們身上消失的。信心是在我們為自己累積那些努力的過程中，更相信自己而產生的；也是在我們一次一次為自己找藉口放棄自己所期盼的，在越來越不相信自己的能力中，一點一滴流走的。

我漸漸瘦了下來，但我一樣討厭人群、一樣不與人交談，封閉在我的小世界裡，怕別人認為我還不夠好。直到我開始為了成為一個更好的自己而參與更多課程，我鼓起勇氣站上台拿起麥克風說話，開始看更多的書為自己制定目標和計畫，開始挑戰我過去所害怕的事情，因為我想成自己想看見的改變。

在提升自己的過程中，我的言談舉止都慢慢改變了，當有人批判我不懂得挑選適合自己的衣服，我會開始注意商店的模特兒穿搭，並嘗試各種方式來找到適合自己的衣著打扮。有人說我眼妝太濃，我開始看一些美妝影片學習如何讓自己的妝感看起來更自然。我透過更大量的學習和閱讀，讓自己擁有更多統整思緒和即時給出建議的能力。

我不停止讓自己的外在變得更好，清楚知道自己在成長。增長的自信不見得是來自於外在的改變，是你有沒有持續成為自己想看見的樣子。美好的外在確實為我們增添的光芒，然而透過自

律改變了自己的飲食模式和堅持運動，才是一個人看起來真正容光煥發的原因。

有時候讓你自信的不是你的外在和成就，那些都只是結果。真正讓你自信的，是你堅忍不拔的自律和毅力。

◆ 學會快速調整情緒

看著以前為數不多的照片，尤其是那持續發胖的時期，當時就算想笑一笑，臉上沉重的肉也會把我的嘴角往下拉，我好像永遠都很不開心一樣。後來我開始學會用笑容掩飾內心的不安或尷尬，我的嘴角會自然上揚，但不代表我是很開心的。

大學時期參與短期營隊，還曾因為總是失控笑場而有了腦神經斷線的小綽號，大家倒是因為我這樣的詭異特質而覺得我是一個很好親近的人，殊不知我當時內心有多黑暗（笑）。但我後來真的喜歡笑了，信不信由你，現在正在寫書的我嘴邊也掛著一抹微笑，我並不需要刻意提醒自己要保持笑容，因為那是我所有表情中的第一個選項。曾經還被我老爸唸說：「正經一點，別一直笑。」總算到現在我比較能夠收放自如了，畢竟在某些正式場合或是講台上，我可不能從頭到尾只是呵呵呵笑個不停。

這就要講回調整情緒的重要性了，當我們看著那些總是開開心心過生活的人，好像沒有太多煩惱憂慮，總把笑容掛在嘴邊，總說著一切都好的人，自己通常也會跟著受到影響，只是這個影響有分兩種：一種是跟著心情也變好了起來，另一種則是抱怨對方一定是「過太爽了」。

其實，每一個人都會經歷屬於他的歷程，懂得將心情調適好的人從不代表一路平坦，他們只是比其他人更少抱怨而已。而那些充滿抱怨的人，只是想要透過抱怨來合理化自己不夠努力的事實。但這就是一個人能否堅持的重要區別，為甚麼成功的人大多數比不成功的人開心、積極、少抱怨，是因為比較富有、窈窕健康、有成就，所以導致他們比較快樂嗎？或許我們弄顛倒了，是因為他們比較積極、少抱怨又能快速調整情緒，所以他們更容易成功。

調適情緒的能力人人不同，這個差異在時間的累積下，會得出天差地遠的結果。情緒很重要，平穩的情緒可以幫助你順利進行你的計畫，邁向你的目標。

當遇到挫折的時候你是待著難過痛苦一個禮拜，到處抱怨哭訴，然後再自怨自艾一個禮拜，搞到最後大家都聽膩了還抱怨大家不懂你？或者，你是痛哭一頓，然後站起來告訴自己要成為一

個更強大的人，擦乾眼淚繼續往目標努力？喬安很喜歡這句話：
「殺不死我的終會逼我強壯」，當然有些人是處在「挫折總把我
殺得要死不活」，細想一下，這兩種不同的信念最終導致的，難
道會是相同的結果嗎？

學會調整平衡自己的情緒是非常重要的。如果每一次喬安失
敗了，暴食了或是多吃了一點導致體重又增加了幾公斤，這些情
況都得讓我難過擔憂一個月，那我光是處在這種灰暗狀態就好
了，根本無法站起來。挫折是一定會有的，關鍵在於你打算怎麼
看待它，以前我或許會反省好幾天，難過好幾天，到現在我最多
睡一覺，醒來就能恢復情緒然後繼續努力。

當你遇到挫折苦難的時候，千萬別把自己的痛苦看得太獨特
了。你誤以為別人都不須承受痛苦，但**事實是每一個人都有他要
面對的課題，那是專屬每一個人的功課，沒有誰比誰輕鬆**。當我
們懂得快速調整情緒再出發，懂得理解自己、激勵自己以及反省
原因和過程，就會比抱怨的人走得更長更久也更堅定，更容易達
成目標。

接納自己，
身心平衡

◆ 發現潛藏深處的負面信念

我無法肯定地說是為甚麼，可能是因為我父母離異，或是因為我常被人嘲笑欺負，從小我內心深處就似乎相信了自己不會被愛。或許你也有自己的原因，但是這些原因潛藏得很深，我們並不會立即發現自己有這樣的信念和想法。

可是這些擔心和恐懼會讓你忘了要珍惜自己，照顧自己。當你不願意珍惜自己，就會放任身體變得不健康、暴飲暴食，或是不想增加活動量，甚至可能是為了保護自己而在潛意識中選擇讓身體變得更大更胖。

也許我們並沒有發現，很多時候我們是因為需要愛而吃東西，就像我小時候那樣，食物在口腔的滿足感和帶給大腦的感覺，暫時取代了需要被關愛的內在需求，所以我們一而再、再而三的吃東西，身體並非想要刻意傷害自己，他只是不知道自己想要滿足的部分到底是甚麼。

但這卻是一種惡性循環，因為當我們變得越胖，社會大眾的審美觀就越是告訴我們：「你是不值得被愛的」，於是我們更加渴求愛，同時也會轉變為想吃更多東西來滿足自己的渴望。

我希望你停下來想一想，你是否相信自己值得被愛？還是你是所有人裡面最會批評你自己的那一個人？

有時候我們對自己所說的惡毒言語，是我們從不會對人說的。我們不會罵別人「怎麼那麼沒有用」「你看起來就很礙眼」「你難看、你真醜」……，可是卻常常對自己這樣說，對自己下了這樣的定義，認為自己在他人眼裡一定是又糟糕、又難看，不值得被愛。而那深深傷害了我們的心，讓自己變得更痛苦更不能接受自己，但我們卻不自覺。

當你反覆批判自己的身材，你基本上就是在宣告著「我不喜歡自己」、「我沒資格讓人家愛我」。

所以，請你開始學習愛你自己，記得自己的優點，包容和接納自己想要變得更好的部分。我們原本就值得被愛，原本就很好很美麗，但我們必須知道這一點才行。

你可以拿出紙筆列下來自己的優點，不論是對長輩有禮、

孝順，懂得照顧身邊的人的情緒、樂於助人、善良、熱情、愛笑，或是有藝術、語言或其他方面的專長，理解能力強又善於學習……以及很多很多屬於你的優點。

然後想像一個很可愛的你，坐在你的對面，讓他告訴你「你所有的優點」。你有很多很多優點，但你自己總是沒有記住，就讓他一個一個唸出來，告訴你你真的很好。

「你很善良，我很喜歡你的善良。」
「你熱心助人，我喜歡你熱心助人。」
「你有音樂天賦，我喜歡這樣的你。」
「你善於學習，我喜歡你的聰穎。」
「你一直很努力，我喜歡尋求改變和成長的你。」
「……」

內在那個充滿愛和真善的自己，能看見並理解你的美好，並且尊重你，不會因為外在的評價而過度抨擊你，或是認為你不夠好。感受這份情緒，擁抱那個可愛的自己，他看見了也記得你的美好，跟他說謝謝他告訴了你。

每天都讓這個可愛的自己對你說你的優點以及你的努力，每天都讓自己感受到自己的美好。因為，你真的很好啊！

遇見更好的自己，
8 周有感的祕密瘦身法

◆ 你喜歡自己嗎？

從小到大，我並不喜歡自己，照鏡子的次數寥寥可數，人們在經過任何可以反射出自己身影的鏡面前都會習慣性地看一下自己，或是停下來稍作整理，但喬安不會。我會下意識遠離可以反射出我外型的地方，我也不想看到自己站在全身鏡前照出的樣子，更別提我有多不喜歡拍照，這也是為甚麼現在幾乎很難找到我以前的照片。還好我小時候並沒有智慧型手機，不然我可能會因為被拍到照片而恐慌。

我們總是說人們很現實，喜歡美好的事物。但這在人類的演化上是自然存在的本能，我們喜歡看見美好的事物，我們欣賞健康的身體，並且會在潛意識中自動感覺對方是否健康，我們喜歡也追求健康的體態。

健康的體態當然不等於過瘦的體型或是過胖的身體，所以漸漸地我們也開始感覺那些帶領我們不斷往過瘦方向的風氣是令人質疑的，感謝這一切。

這裡我想要說的是，當我們討厭別人抨擊過胖的人時，我們也必須要記得，在我們體內原始的記憶中，尋求的是健康的身體，是充滿活力的、健康的、可以抵抗疾病和惡劣的氣候或狀況的。

這是人們在不經意中就會找尋和欣賞的對象。因為我們知道健康和活力是一套符合潛意識的標準，而那套標準不一定是我們需要在臉上動刀或是強烈追求骨感，而是保持健康活力和標準的體態，這並非做不到的事情。

　　我們不希望人們輕易抨擊肥胖的人，但仍然必須承認，在人們看待另一個人的時候，健康和體態會成為一種標準，尤其是在挑選伴侶的時候。你不會想找一個看起來體弱多病並且奄奄一息的人成為你的另一半，你會考量很多因素，你也會考慮到自己是否有安全感，我們追求的其實與生存本能是一致的。

　　喜歡美好的事物是人類的本能，就如同我們喜歡可愛的動物一樣。當我們知道這個世界有這樣生存的機制和基本需求存在，我們必須知道，一味地要求別人接受並不是我們要做的，而是去理解自己願不願意變得更加健康，並且讓自己也能夠成為自己喜歡的那一個人。我們不一定要別人喜歡我們，但我們是否真實的喜歡自己很重要。

　　如果你跟我以前很像，你真的喜歡偶爾會喘不過氣的感覺嗎？你喜歡自己的經期（如果你是女孩）是混亂的嗎？你喜歡自己走兩步就氣喘吁吁但又不好意思表現出來嗎？你喜歡因為體重過重而有許多健康上的困擾嗎？你喜歡自己在鏡子裡的樣子嗎？

你喜歡躲在一個自己不喜歡的身體裡面嗎？如果是你，你會被自己看起來的樣子吸引嗎？

我剛剛甚至沒有說到，你喜歡買不到衣服嗎？即便你可以說衣服製作的出發點是廠商的觀感，你甚至可以自己製作衣服，只要你喜歡。但是上述所提到的，都是關於你對自己活力、感受、健康狀態的感覺。

如果這個世界沒有別人的批判，你就會喜歡自己嗎？

所以我說，這個世界真的很現實，但又現實地令人安心，因為這表示我們可以實現出自己想創造的，只要堅持相信並且勇往直前。如果我夠積極努力，就算我目前所處的狀態並不滿意，仍然能透過改變得到我想要的；同樣地如果他人處於優勢但鬆懈散漫，他們將可能失去他們現在擁有的，很現實，很公平。

如果你無法真實喜歡自己，那麼我們就不要把責任怪到世俗的眼光中，不要把錯誤歸到批判的人口中。**我們得為自己做出改變，因為這些改變，是我們自己要的，跟別人沒有關係。**

◆ 請相信你值得被愛，並且能夠愛

我有一隻養了超過十年的狗兒，牠叫小寶。記得牠剛來到我身邊的時候，大概是半歲，那時候我已經又復胖回將近一百公斤，對於減肥我已經非常疲憊，但是我又不想放棄。

遇見牠的幾年後，在喬安緩慢改變的過程中，我開始學習關於心靈的課題，記得有一次翻到一本書，我深受感動，看著就在我身邊睡著的小寶，那時我才發現：「原來牠也教會了我愛。」牠是我生命中的導師之一。

會這麼說，是因為在我開始練習幫牠剃毛初期，牠常被我剃得很難看，難看到明明是我的成果我卻還是笑個不停，看到一次就要笑牠一次。可是我發現此時我同樣愛牠，只是因為愛牠而愛，不是因為當時牠外表是甚麼樣子。

在某一次我又嘲笑著自己的「手藝」的同時，突然我理解了一種感覺。在我們相處的過程中，牠讓我知道：我能夠真實地付出愛。並且當下很深刻的理解到，對於牠來說，不論我的外表如何，牠也一樣是愛著我的，因為我就是我啊。

從那時候我發現，我一樣能夠被這樣愛著而無須感到害怕。

遇見更好的自己，
8 周有感的祕密瘦身法

牠見證了我從兩倍大的身體到現在的樣子。從我近百公斤到現在，牠如同過往般期待我帶牠出門，牠會在我回家時跑到門旁等待，然後開心地轉圈圈，牠一樣期待我為牠準備的餐點，不管我肚子大或小牠都還是會試圖壓在我身上，我從沒有感覺牠的愛有變動過。

許多的人事物都是我們生命中的導師，當我們更加地用心去感受，你會發現某些批判背後不只是批判，某些事件背後有可以讓我們學習理解的事情，你會發現自己比原本想像的更有愛、也更能夠被愛。因為真實的愛是不需要條件的，這表示我們不需要很瘦很好看或是很富有才能被愛，我們因為是自己而被深深愛著。**一旦我們理解每一個人都是無條件被愛著的，自然會用更寬容的眼光去看待身旁的所有人事物，也會更珍愛自己。當你知道自己值得被珍惜，就會更用心照顧自己，因為你值得美好啊。**

這隻狗兒一年多前確診了一型糖尿病，必須每天早晚控制進食量並且施打胰島素，在那之後不到半年就因為引發了白內障而失明了。是的，從那時開始我變得需要花更多的心思照顧牠，需要為牠空出更多的時間，為牠推開晚上時段的課程或是邀約，但我們彼此的愛沒有變過，牠仍然陪伴著我的成長和改變。牠持續在教我耐心、教我要更努力激勵人們維持健康、教我無條件的愛。謝謝你。

◆ 帶著對自己的愛前進

在喬安決定改變以前，我對自己充滿了批判抱怨，因為我知道我很胖，並且這個世界和身旁那些批判我的人，總是告訴我肥胖是我的問題，不管是態度問題、意志力問題，甚至個人操守和羞恥心問題，總之都是我的問題。

「肥胖絕非是個人責任或單純意志力問題」，這個事實在各種專業書籍中都已經透過科學實證講得很清楚，改變中的人必須更努力理解肥原因（方法篇有提到部分原因，但你仍可透過相關專業書籍或文章深入研究），這樣能幫助我們更好地照顧自己並且有效改變。但若仍然有人用這樣的態度批判正在努力改變中的你，記得站穩自己的腳步，請對方盡可能多讀點書。

儘管如此，當時喬安仍然相信了肥胖就是我的錯。就算人們嘲笑我我也不該反駁，因為是我的錯，我很難改變，因為我天生就是一個胖子……。在我決定改變以前，我對自己的批判從來沒有比其他人來得少。我是如此嚴厲刻薄地批判自己的外型，就像一個惡毒的壞蛋一樣傷害自己。

決心改變後，我變得比較積極，提醒自己有目標，努力激勵自己，但並不代表我變得自信，因為我試圖改變「現在不夠好的

遇見更好的自己，
8周有感的祕密瘦身法

自己」。當時我一天用左手手指圈住我右手手圍的情形不下百次，還會換手互圈，只為了確保手圍沒有變粗。到現在我都會無意識抓起身上的贅肉或是臉頰上的肉，但我並沒有發覺，因為這已經是我無意識的行為了。我總是提醒自己還有多胖，平均體重是多少而我距離那個平均還差多少，過去我真的很努力想改變，但我從沒有覺得自己「現在很好」。

我們很努力在成為自己想看見的樣子，預想自己可以達到的畫面是很重要的，因為這會幫助我們加深我們的動力，並提醒自己的無限美好。但在改變和學習的過程中喬安理解了一件事情，那就是最好的改變是發生在對自己的肯定之上。

很多人改變的動力是透過對自己的不滿，或是其他人對自己的批判。

「身旁的人說我太胖了，所以我想改變。」
「我覺得自己不好看，我想成為那個明星看起來的樣子。」

承認吧，開始改變都很簡單，持續前進才是真正的挑戰。批判的動力儘管會在初期讓我們前進，但很快的這種壓力和對自己的不信任會讓自己身心俱疲，很容易我們就會放棄甚至轉為憤怒。我們不會因為批判自己而在改變的過程中容光煥發，我們只

會在相信自己並且愛護自己的情況下勇敢茁壯，並且更能夠快速調適自己的心態面對挑戰挫折，願意為了自己持續站起來。

說真的，每天上百次圈手圍這個動作自從我發現並感到非常震驚之後，我有刻意練習不這麼做，當然也因為當時開始理解自己的心理狀態，不然我根本不會注意到，現在幾乎都不會無意識圈手圍了。

那現在喬安還會有抓贅肉或是拉臉皮的舉動嗎？說真的，我偶爾還是會這麼做，不同的是，我看著鏡子拉拉臉，說：「怎麼可以這麼可愛啊？！」不然就是抓抓肚子上的肉，然後自信地說：「期待我的轉變，一定很不可思議。」

我現在就很好，但是我知道我可以更好。

遇見更好的自己，
8 周有感的祕密瘦身法

◆ 培養守護信念，接納自己

我們的內在通常有一個小孩，喬安內在的小孩成長的速度比較緩一些，我們一起出生、一起生活，當受到某些壓力和挫折，她會替我承擔下來，讓我可以假裝沒事繼續生活下去。儘管表面上看起來一切都很好，但偶爾我的心裡仍然會感到恐懼，恐懼身旁的笑聲又是在嘲笑我，恐懼上升的體重會讓我回到過往的困窘情境；我也會感到失落，當有些傷心的事情被回憶起，我也會感到力不從心，因為那些一次次的失敗讓我常常裹足不前。

這些感受會被我內在的那個孩子承擔起來，所以她成長的速度慢了我一些，她會鬧脾氣要我乾脆放棄，她會大吵著甚麼都不想做只想亂吃一通，她會哭著希望我照顧她的感受，她會沉默著希冀一點陪伴和安慰。

有時候我們很討厭那個突然鬧脾氣、突然痛苦沉默的自己，想要假裝沒事卻總在夜深人靜或有壓力的時候湧現更多挫敗感。很多人不希望自己有這種狀態，我們期盼自己是永遠的一百分，永遠的正能量。

但我們忘記了，當過往有些痛苦和挫敗的時候、當那些事件發生的時候，是他為我們承擔住了，所以我們把這些痛苦放在心

中持續生活著，久而久之我們開始討厭偶爾會出現的內在小孩，寧可摒棄這種看似壞情緒的自己，這種負能量的感受。

在腦中培養出守護自己的信念，我稱它為「守護信念」。這些信念給人的感覺因人而異，但你必須從守護自己出發。

培養守護信念之所以重要，是因為接納自己是改變的第一步。守護信念就是帶著一顆想守護自己的心意，守護自己內在的孩子，也用心照料自己的身體。一路走過來，我們都辛苦了，這些經歷都成為我們的一部分，有些感受我們或許基於現實而壓抑住了，但那些感覺並非因此就不存在。改變的前提是接納，接納現在的我們，接納那一個為我們承擔住感受的內在小孩。

唯有接納了，決定要守護自己了，我們才能停止和自己對抗。如果我們總想要透過意志力來讓自己展現出超人的一面，不允許自己犯任何錯或是有任何傷心痛苦，那麼我們只是將更多的虐待加諸在自己身上而已。

你已經那麼辛苦走過來了，為甚麼不願意開始培養守護自己的信念呢？現在開始，不要對自己有那麼多的批判，讓我們透過照顧自己的方式來成為自己想看見的樣子。

遇見更好的自己，
8 周有感的祕密瘦身法

◆ 善意待人，善意待己

國中正是邁入蠢蠢欲動的青春時期，不像國小還只是孩子，大家更認真看待身型以及性別和許多轉變，這也讓我因此在同儕之中開始受到更多實際又苛刻的嘲笑。

有些男同學開始以我為主角大開玩笑，也會刻意將另一位男孩的外套趁午休時往我身上放，然後另一位男孩就會大聲咒罵，好像他的外套陷入了萬劫不復的深淵。我為甚麼知道？因為我根本沒睡著，我很清楚他們在做甚麼，但我只能裝睡，還得偷偷假裝移動睡姿來擦掉臉上的眼淚。

高中時期被當著全班的面碎嘴了一聲「死肥豬」，然後是一陣此起彼落的笑聲，當時的我還站在講台上呆若木雞，眼睛不知道要往哪個方向看，逃也逃不了。唉，就不能等我下台再罵嗎？後來朋友偷偷傳給我的紙條寫著：「別在意他們。」難怪人家說有依靠就軟弱，忍住的眼淚開始撲簌撲簌不停滑落。

當時的那些尷尬痛苦，或許都丟給了我內在小孩承擔了吧，我也開始變得畏懼他人眼光，縮進自己更小的世界裡與外界隔絕，轉而向食物尋求慰藉，假裝甚麼事情也沒發生。但事實是我確實變得非常自卑，害怕周圍的笑聲，討厭人群並設想有多少人

會因為我的外型討厭我。我不敢上台也不敢變得突出，寧可低調不敢閃耀。因為這些經歷，讓我花費了更多心思學習、克服挑戰和持續閱讀成長，才讓我慢慢走出不願意被看見的感受。

當時的嘲弄如果真的教會了我甚麼，就是不要把他人的言行看得太重要，尤其是那些並不了解你也沒有打算了解你的人。為甚麼要因為那些對你不是很重要的人的言語讓自己感到痛苦不已？我們明白人際關係對我們確實很重要，但有些人的言行我們無法控制，只能盡量不被對方干擾。

「我走在我的世界，冰清玉潔；但你在你的世界，充滿惡毒的話語。」以前在電視劇中聽過這句話，我立刻就將它紀錄了下來。慶幸的是我不用常常與「你」共處，除非我因為「你」讓我自己處在黑暗，否則處在黑暗的人並不是我。所以，千萬不要因為他人的個人言行讓我們處在黑暗，至少這是我們可以選擇的。

另外，永遠要善意待人。很多時候善意待人是需要學習的，我們習慣以自己為出發點去對待他人。「善良比聰明更難，聰明是一種天賦，而善良是一種選擇。」期盼我們時刻選擇善良，因為善良待人才能善良對己，一個人若不能相信他人的珍貴，也很難相信自身有珍貴之處。傷害人的行為很多都來自於內心的自卑和脆弱，所以藉由轉向欺負那些看起來可以傷害的人，試圖證明

自己並不脆弱，而這正是真實反映了他自己的內在狀態。

那些習慣批判他人的人，大多是不願意改變的人。當一個人不願意改變，自然不希望看到他人改變，因為這樣會讓自己受到某種威脅，或是害怕對方成長了以後自己被比下去。我從沒看過成功者認為他人做不到，成功者更善於激勵他人，鼓舞他人前進，因為他們看見了每一個人獨一無二的美好和潛能。

所以，學會看見他人的美好，也看見自己的珍貴。**唯有你懂得善意待己，善意待人，方能知道所有的一切人事物都是美好而值得感恩的，當然，包括你自己。**

◆ 用信念取代期待

舊時的我真的很期盼有一天我可以瘦下來，但在我決定跨出改變的那一步以前，我所有的希望都是想想而已。我希望瘦下來不要再被嘲笑，我希望瘦了以後大腿不會再互相摩擦而疼痛，我希望我看起來真的像一個女孩子，我希望很多事情可以突然就改變了，但我就只是希望而已，就只是期待著有一天我的人生會突然變得截然不同。

當我升高二時期總算有了改變的動力，也開始朝著想要的目標努力，我對自己的信心仍然不足，我只是一樣期待有一天事情可以完全轉變，有一天我可以變得很窈窕，有一天我可以瘦到五十公斤，有一天我看起來會很漂亮，因為過度期待那一天的到來，反而對自己的現況越來越不滿，越來越討厭。直到後來我才知道，「那一天」不會突然就發生，我不會突然瘦到五十公斤，我不會立刻就轉變得很自信很窈窕。與其「期待」那一天，不如改變我的心態和信念為自己堅持。

期待是指我們期盼某一個特定的成果出現，通常我們專注在結果上，這會讓我們戰戰兢兢，就怕自己哪裡沒有做對而讓結果不如預期，但事實上，我們是很難控制結果的。我們不知道體重會因為甚麼發生改變，我們不確定體脂肪會以怎麼樣的方式上升或下降，我們不知道體內荷爾蒙到底發生甚麼變化。但因為我們執著在某個特定成果，所以我們害怕恐懼不已。

與之不同的，就是深埋心中的**信念**，支持著我們前進的過程，穩固我們的心智，並且讓我們能夠更加堅持。信念是指我們在每一個當下所相信的感受和潛意識的選擇，我們專注在過程中，並且相信如果我們堅持走在邁向目標的路上，我們將可以看見美好的成果，我們不知道結果會如何，而且也永遠不知道結果會有多麼耀眼，出乎想像。

當我們專注期待一個盼望的美好出現，我們的眼睛看到的就是現在的不足，無法接納自己，沒有肯定自己，甚至不相信這個轉變是自己可以努力得來的，反而討厭現在的自己，覺得現在自己一無是處，我們只是很希望有一天我們就突然改變了。但我們都知道事情不會是如此，改變是發生在過程之中，一次次累積出來的。

當我們轉為堅定自己的信念，告訴自己目標在那裡，我們看見了可能看到的美好畫面，然後告訴自己一步一步往前走，一定可以不斷改變的，總有一天我們可以達成我們所要的，現在的自己就是在努力中的自己，美好、堅定、並且值得肯定，我們將看見自己正在變得更美好的部分。

你用批判的眼光看待現在的自己，就會痛苦而產生壓力；你用更美好肯定的眼光看著自己，就充滿希望而產生動力。我相信我能變得更好，不知道會有多好，但一定比我所能想像的更好。

信念的轉換需要不斷地提醒自己，就像當初學騎腳踏車的我們一樣，我們只是持續不斷練習，一直到踏上腳踏車時我們已經不需要思考該如何踩踏板，該怎麼握把手，而是輕易地踏上去，然後自然地騎在路上。

◆ 把自己的心打開

國小的時候我已經將自己給封閉了，成為班上最不合群的人，小學四年級全班說好要幫老師慶生，我是唯一一個反對的人，說真的也不知道為甚麼，但我就是只想待在自己的小世界，還記得那一天全班同學都在努力布置教室準備著，我趴在桌上當作沒事，也不願意移動自己的桌椅讓同學布置，後來還真的沉沉睡著了，醒來的時候桌上多了一塊小蛋糕，我心中百感交集。

國小同學們到現在有許多人都保持著連絡，我想他們大概已經忘了這件事情，但卻深深刻印在我的腦海中。事實上我並不知道自己當時為甚麼要成為那一個「超級自我」的人，因為四年級的老師其實對我很好，我知道自己並不是因為討厭老師或是同學，或許，我是討厭自己吧。就如同當我趴在桌上睡著以前，我蒙著臉掉眼淚，不懂自己的倔強，不懂自己到底為甚麼不能好好地說：「讓我也來幫忙吧。」

這股倔強的性格其實跟了我很久，更精確地說，我似乎無法表達自己心裡的感受，就像小時候開心地打電話給住在他處的媽咪，只會咯咯傻笑著亂聊。印象最深的是有時候放長假去找媽咪玩幾天，每次準備回家前幾天，我就已經開始鬧脾氣，最後讓大家都不開心，我卻總不肯說出我只是很捨不得，回家以後還會打

電話過去卻不肯出聲音，讓媽咪感到困擾又不能理解。我說不出想念，說不出道歉。

第一次說對不起大概是國中，玩笑開過頭傷害了自己少數僅有的朋友之一，我卻怎麼樣也說不出道歉的話，最後終於寫了一張小紙條說我真的很抱歉。另一位原本會與我玩的女孩，因為玩的時候不小心因為我的大意而跌倒了，她開玩笑地說：「跟妳玩會不小心受傷耶。」我知道她完全沒有責怪的意思，但我卻因為這樣覺得好抱歉好難過，最後是我再也不敢跟她說話，她安慰了我好久，就是不能理解我為甚麼要不發一語地把自己封閉起來，最後終於她也放棄了再度安慰我。但我心裡真的只想說：「我只是覺得很抱歉，妳能原諒因為我的粗心而讓妳跌倒嗎……？」

高中，有幸有幾位常常相處的朋友，我想她們確實讓我稍微把心門給打開了，然而有一次莫名的小吵鬧，我又關閉了自己，讓人摸不著頭緒。但我真的很喜歡她們，我想如果我還是這麼倔強，可能又和過往一樣傷害身邊關心我的人，後來我在家邊哭邊寫了一封信並在隔天給了她們，早上全校集合早會時，其中一位朋友開心跑過來用屁股撞了我一下，就好像是說：「我們就這樣和好了，沒事了。」我只是笑了笑，但眼淚已經快要潰堤。

後來我也寫信給了國中不小心讓她跌倒的那位女生，那時候

同校不同班，我在信裡訴說了心裡的抱歉，那天下課我們四眼相對了，她過來抱了我，這兩年多來的一語不發，終於開始改變。

　　回想過去才發現我比自己原以為的還要倔，不只傷害了他人，也深深傷害了自己，我從來不是因為討厭別人，相反的我心中有深深的懊悔和難過失落，但我就是說不出話，表達不出我內心真正的情感，說不出愛，說不出抱歉，不會安慰人，話總是卡在嘴裡，表達情感對我來說真的太難了。

　　這與現在的喬安可有十萬八千里的落差，這一切確實在潛移默化著，最大的改變還是在這幾年之間我不斷學習和去感受這世界的愛，以及對內在小孩的照顧。開始相信愛要說出口，開始理解沒有人能夠清楚我們的感受，除非我們願意表達，開始知道真心愛自己才可能去愛他人，開始知道表達自己並不可怕，可怕的是我們不願敞開心，讓關心我們的人一個個離我們而去。

　　把自己的心打開吧，想要迎接外在改變，內在也必須要有所改變。當我的所有行為都是在將自己包覆在一個堅硬的殼裡面，身體也會努力用脂肪包覆住我，因為就像我在對這個世界說：「請您隔開我和其他人吧。」內心隔開了，身體也會用盡各種方式和他人隔開的。這就是身心靈的連結。

遇見更好的自己，
8 周有感的祕密瘦身法

◆ 潛意識是否打算變胖

在我研讀身心靈的書籍時，感觸良多，我開始發現或許從小我發胖是因為想透過食物來安撫自己，想要有所寄託，但後來的求學過程中，不斷受到嘲笑和諷刺，那些不屑的眼光和輕視的態度，讓我更不想靠近人群，我想自己在潛意識中也確實想要隔開我與旁人的距離，也是這個心念讓我持續讓自己變得更加肥胖和巨大。

說到關於心靈層面，那些我們會立即注意到的部分，就像有些人在潛意識中希望自己被重視、被注意、想增加自己的權威感，也可能會透過吃東西讓自己身體變得更大來做到，儘管本人不一定會意識到這一點，但是身體和心靈是密不可分的。

也有些人不希望被人們注意到或是被看見，原因之一可能來自成長過程中的恐懼，害怕自己不被愛，所以透過變胖讓脂肪來包圍自己，也讓自己隔開更多的人。不同的心理原因都可能造成潛意識中希望讓自己身體變得更加巨大肥胖，難以瘦身。

當我們產生這樣的狀況，很可能在沒有覺察到的情況下發現自己已經在大口塞著食物，想要瘦一點卻又不斷給自己藉口，漸漸形成一個不良的生活模式持續讓身體健康低落，而這些情況可

能源自於你從未關注的心靈層面，那些需要被照顧的情緒和記憶傷痕。

　　當你不願意先照顧自己的心靈層面，找到可能困住自己的信念，那麼潛意識就很難與你的瘦身計畫配合，我們以為大腦想的就是我們要的，但若一切真是如此簡單，「心想事成」對每個人來說就都不是難事了，實際上是我們並沒有真的覺察到在內在深處或許有個自己深信不疑的信念在影響著自己，那個信念和你想要達到的目標其實有所衝突，只是我們沒有察覺。

　　與其對抗潛意識的強大信念，不如與它和好，轉換一個新的信念。首先就是先發覺自己內在那個限制性的想法，或許那些想法是「瘦身太困難，我做不到」、「我失敗那麼多次，我根本不行」、「一定有人天生就是這樣很難改變」、「別人可以很輕鬆但我不是」、「胖胖的也沒關係反正我也不想接近別人」、「不會有人愛我」、「我就是一個可憐的傢伙」……

　　因為心靈和身體是息息相關的，如果你覺得自己已經很努力，卻怎麼樣都很難瘦下來，這時從心靈層面去找到自己的限制性信念就非常重要。因為若是你沒有看到是這些堅定的想法阻礙了自己，你將很難真的從身心靈層面去做全面的療癒。

遇見更好的自己，
8周有感的祕密瘦身法

你會覺得好像外在的一切都在阻撓你的計劃，容易失敗也堅持不下去。然後你又開始怪罪自己，加深「自己根本不夠好」的信念，確信自己果然不值得被愛，其實不是因為你不能改變，而是你有尚未發現和轉變的潛意識信念。

◆ 維持身心和狀態平衡

除了藝人和模特兒，哪些人最怕變胖？我想答案可能是販售健康瘦身產品的人。

喬安過去在健康產業中看著太多在教導他人維持健康的人，體重一樣是起起伏伏，卻只在決定再次開始減重的時候，告訴他人他的方法有多好多簡單多快速，然後輕描淡寫帶過他們為甚麼會復胖。或許因為職業的關係，這些人偶爾是需要「示範」他們是怎麼做到的，並且為了讓他人保有希望，所以不敢承認自己的體重會有起伏。但奇怪的是，永遠都看到他們在說自己又瘦了多少重量、降了多少體脂肪，但如果沒有增加體重，他們如何做到每三個月就能再減去五公斤？

承認吧，我們有自己的生活要過，追求一個適當的平衡是重要的，體重本來就會有起有落，給自己一個空間，允許自己在這

個區間內起伏，我們追求的是在生活中達到身心靈健康的平衡。

如果我們能夠讓自己不要總處於強大的壓力下，別在大夥吃東西時擺一張渴望又難過的臉，該開心時開心、該歡笑聚餐就開心吃，把心思放在與眼前的人好好相聚，但又有能力可以在之後下降體重甚至變得更有動力，這豈不是更值得讚揚和學習嗎？

就像很多模特兒，在他們不需要工作時，生活上會適度放鬆，那個時候肌肉線條看來沒有那麼明顯，那時候腰身看起來不像上場時一樣纖細，那時候臉色或許會比較黯淡無光，那時候頭髮或許會疏於整理，那時候不用一整天都縮著肚子挺著身子。

但因為固定的工作，所以他們會讓自己保持在一個區間的平衡，然後在需要工作以前付出更多努力讓自己看起來很好，讓照片拍得更美，讓自己在鏡頭前更好看。

一切都是一個平衡。我們以為自己只能往一個方向前進，但如果我們真正回首去看過往的經歷，會發現不論在學習或是生活各方面，不可能永遠是向上的直線，或多或少會有起伏，只是最終曲線是向上或是向下延伸。

當我發現我的心態改變了，我願意享受每一個當下，我發現

當旅行結束，我早已準備好要往前，甚至更有決心和毅力。因為我知道每一次我都會準備好平衡這一切，我根本無須擔憂。

附帶一提，喬安看過一個科學研究，當一個人吃東西時是鬱悶的，他的體重增長的速度總是多過於一個人充滿欣喜和感謝吃眼前的食物。別抑鬱了，學會保持平衡吧。

◆ 那裡沒有完美，完美裡有恐懼

我很慶幸幾年前我去學了一點Photoshop，我也很感謝越來越多修圖APP和自動調整臉型的照相APP出現的時候，我有跟上玩一玩，因為那讓我更真實理解，完美只是一個天大的謊言。

當課堂上的老師第一次用PS完美展現了怎麼讓一張照片上的皺紋、暗沉、痘痘、毛孔消失，變成雜誌上眾多美女常見的樣子時，我呆在電腦前久久不能平復自己驚喜的情緒，因為我發現我所有的照片都可以完美了。同時我也鬆了一口氣，我終於可以不用再要求完美了。

當我過往在搜集那些明星照片的時候，也會去網路上查查他們的身高體重，因為從沒瘦過的我並不知道甚麼樣的體重才是我

的目標，所以如果我喜歡這些女星看起來的樣子，或許就該照這樣去推算吧。

「網路上身高一百六十八公分的女星大多在四十多公斤，原來如此，所以我應該要把標準設在四十八公斤。」

幾年之後，喬安發現的第一件事情是：當時網路上寫的體重數據到底正不正確我不知道，但身高有一大半都是假的。號稱一百六十八的女星不管怎麼看，都應該只有一百六十，這讓我很困惑又很懊惱，那我到底該設多少的體重當目標？

我一直試圖去找到一個真正跟我身高差不多的，並且是我喜歡的身型的女生，認為這樣我就能給自己訂下一個體重目標。但後來在越來越多的資訊中發現，體脂肪和肌肉也很重要，同一個人五十六公斤但體脂肪偏高的身材，看起來還不如她六十公斤體態健美曲線動人的樣子。天啊，那到底多少體重才對，多少體脂肪才好？

後來我自己透過改變的過程，確實印證了這一件事，體重真的達到了我曾設定過的終極目標，甚至體脂肪掉得比我預想的還低。但我卻覺得自己一點也不好看，窄裙是都鬆掉了，但卻撐不起來，本來就已不夠緊實的身體變得更鬆弛。我立刻決定透過健

遇見更好的自己，
8 周有感的祕密瘦身法

身和調整飲食比例讓我持續往想看見的樣子邁進，後來我的體重增加了，但我感覺更自在，我也在改變的過程中變得快樂，而不是過度害怕和計較了。

沒有一定要是多少體脂肪、多少體重才是對的，我們也說不準身形一定會是如何，因為一切都是變動且平衡的。就算你真的和某個你喜歡的女星一樣身高體重，比例也會有所不同，因為身體內部的狀況不相同，生活不相同，而且，每一個人都是獨一無二的。

人生沒有真正的完美的這件事情，當我們是帶著想要完美的恐懼前進，那麼完美只是恐懼的另一個說法。因為恐懼所以期盼完美，因為看不見完美所以永遠恐懼。

是的，我們追求生活各方面都能更加美好，但我們不要因為恐懼而追求完美，因為完美只是恐懼的包裝，只是擔憂他人看到我們的不足所以才想要追求完美。

很多時候我們都想要變得完美，但那裡沒有完美。

每一個人對美好的定義都不同，所以根本沒有一個準確的標準來形容完美，我們只是努力去成為你想要成為的那個心目中的

自己。那個自己不是世俗給你的定義，不是誰告訴你該多少體重多少腰圍；那個自己是喜歡上現在狀態的那個人，她不會過度批判自己不好，她能看見自己的堅毅勇敢，看見自己的優勢和善良；是那個會持續為自己努力因為她知道她很好，並且願意變得更好的人。

◆ 接受生活是一個起伏的美麗曲線

如果要說這麼長時間的努力過程帶給了我甚麼，其中一件最重要的是就是接受平衡。當喬安檢視過去的紀錄和心態上的許多起伏改變，我理解身心靈的平衡不該只是嘴上說說，而是真正接受在各方面都擁有平衡。過去我接受心情會有起伏，也自豪自己調適情緒速度很快，但我卻不能接受體重有起伏，我只要它往下降，一旦稍微往上我就難過痛苦，壓力因為一次次體重上升而加劇，然後壓力又容易導致我持續增重。

但後來我漸漸了解所有事物都是平衡，好與壞是需要彼此存在才能夠顯現的。一個沒有體驗過痛苦的人，不知道甚麼感受是快樂，因為快樂變成某種生活中一成不變的感受，那就沒有快樂或痛苦之分了。

　　黑夜與白天也是一種平衡，但沒有哪種比較好，覺得白天比較好的人如果再也不讓他感受黑夜的來臨，他也會感到害怕和恐懼，以及感受不出白天的珍貴。

　　我並非要你處在一種起伏不定的狀態，僅是希望讓更多人知道，變動是常態，我們需要學會平衡之道，而我們因為不能理解平衡，所以太常用恐懼壓抑自己。

　　人生追求的是平衡，而不是極端的壓抑。你不可能完全要求自己每一天都處於極端好的狀態，只是大多數在瘦身的人，給自己的方式就是極端的壓抑。

　　我並不是說你應該三天捕魚兩天曬網，因為這樣你最多就是維持現狀。如果你想要更進步，你至少應該要四天捕魚一天曬網，甚至九天捕魚一天曬網。直到你前進了、看見自己的成果了，你開始改變你的方式，將習慣融入生活，維持在一種平靜又平衡的狀態，我們不再因為一些起伏而困擾，我們也會知道當透過適當的方式改變自己，體重的稍微增減不該讓我們如此痛苦，食物也不該成為我們的敵人。

　　很多人總恐懼一旦恢復正常飲食就會復胖，這其實要看每一個人對於正常飲食的定義。二十四小時皆能取得食物是社會的進

步，卻可能導致人們認為隨時餓了就吃是一件很正常的事情。但若是三餐外食，隨手吃點小吃，總沒讓自己餓著，這樣所謂的正常飲食在目前的飲食文化看來，幾乎都是致胖飲食。

　　但你當然可以享受你的生活，只是在需要平衡的時候，你需要去做你該做的事情。就像上班族一周上班五天休息兩天。健康是需要維持的，健康是需要在生活中取得平衡的。

　　許多改變中的人害怕這些，是因為他們不確定盪過去能不能盪回來，並且有些人是擺盪的次數太多了。你不可能周周聚餐大吃又要求自己可以順利改變，若你真心想改變，你得調整擺盪的頻率。每個月一次的聚餐那就開心享受吧，隔幾餐少吃一些很快就會擺盪回來，然後我們繼續改變。

　　人們非常害怕復胖，其實就是因為還沒有相信平衡。體重本來就會有所起伏，某餐吃多了之後幾餐少吃些，某段時間吃多了，那就花點時間調整瘦回來。這就是平衡，只要你沒有持續總是擺盪在某一邊，你就不需要這麼擔心復胖的事情。

　　就像在登山，你會在路途中休息歇腳，可你不會一直在那裡，因為你永遠會望向山頂，告訴自己要看見那個風景，然後，你決定繼續邁開步伐。

遇見更好的自己，
8周有感的祕密瘦身法

　　健康需要有自覺，飲食需要被適時控制，但那並非犧牲，我會說那是為了取得各方面平衡。當你懂得在健康、體重方面取得平衡，你就會在生活中更加自在。你會在該努力的時候認真，你會在該休息的時候好好放鬆。

　　或許對於某些覺得生活一成不變的人而言，他們反而會意識到，如果他們在工作時專注工作，甚至享受工作時那種動腦或是耗費體力的行為，那工作結束後的休息看來就格外珍貴，也會更珍惜那些時光。

　　這會徹底改變一個人的生活模式。平衡不是只有瘦身、健康而已，平衡在你的生活中，平衡在身心靈當中，平衡在自然界中，平衡在宇宙的萬物都是如此。

相信身體的智慧

◆ 理解身體機制與食物營養

過去盲目減肥的我非常害怕食物，在我暴食症那十年期間，我幾乎失去了與食物和平共處的能力，食物是我的敵人，是洪水猛獸，彷彿我多吃一口就會被傷害。

害怕食物的壓力對我來說實在太強烈了，所以我只要吃的比預期稍多一些（當時的預期可能是一天八百大卡，而且只能吃某些或單一食物），我就覺得自己又做錯了，今天又失敗了，這種過度要求且明顯是違反身體運作機能的規範，讓我身心飽受壓力。我不願意和食物和平相處，因為我覺得食物害了我，只是這樣的壓力又讓我更離不開食物帶給我的滿足，每天都在罪惡感和瞧不起自己之間徘徊著。

我覺得胖完全是我的錯，是我管不住自己的慾望，是我比其他人更沒有決心和毅力去停止吃東西。事實上胖並不是一種錯誤，身體增加重量的原因很多，導致飲食過量的原因也不僅僅只是因為要滿足口腹之慾，更多時候我們變胖是因

為身體的自然機制，同時難以抵擋食物的誘惑也很常是因為我們用了不適當的方式節食導致身體急於渴求更多食物，那樣的求生本能是我們很難用意志力阻擋的，因此我們當然也不該因此而懲罰和過度批判自己。

我們要記得，天然的食物是為了滋養我們的身體，保持我們身體良好的運作。食物提供給我們足夠的營養，讓我們身體細胞能夠去完成它們的工作，我們要減少的從來不是食物提供給我們的營養和能量，而是過度飲食以及沒有營養的空熱量食物。

身體如果發胖了、生病了，仔細去探討你會發現，那都是身體自然的機制，儲存脂肪是為了應付不時之需，脂肪對人體其實也有著許多不可或缺的好處，我們卻很常視之為洪水猛獸。

在某些過度節食的時刻先消耗掉你的肌肉，是身體為了保障自己的生存而採取的手段；水腫可能是在提醒你身體缺少了一些營養素；開始落髮或許是你節食過度導致蛋白質不足，身體需要將重要的能源先拿來保障生存模式。

當你對抗的是身體本能，越激烈節食就越容易想要大吃，因為身體試圖透過一切方式來保護你的生存，錯誤的飲食模式導致營養素缺乏也會讓身體進入緊急備戰狀態，更是抓住脂肪不敢放

手，這也是身體想要幫你維持身體機能才發出的警訊，但因我們不了解，所以拚了命地採取更激烈的方式來對抗，但到頭來，我們對抗的是最想保護我們的身體。

◆ 學會珍惜身體給予的訊息

就像發燒的原因，有可能是因為身體裡面的細胞在對抗著外來的細菌或病毒而產生了發炎情況，導致體溫上升，若身體免疫力足夠，很快地它們將恢復正常狀態，但是我們視發燒為猛獸，覺得身體在殘害我們，甚至在很多時候體溫輕微上升就立即採取激烈方式退燒，反而因此壓抑了身體的自然保護反應，久而久之，我們的自然機能反而不知道該怎麼做了。

經歷了這麼多，也漸漸理解這些過往所不懂的事情，我想，過度的批判自己對愛你的身體是很不公平的。在開始了解這些事情與關聯性後，我試著學著珍惜身體給我的訊息。

要讓自己真心相信身體對我們的保護和食物給予身體的營養並落實健康衡飲食，或許需要一段時間反覆練習並且與自我對話，但這絕對是值得的。一旦我們願意和自己的身體以及食物和平共處，我們看待飲食控制的方式也會有全新的觀點。

除了理解更多相關的資訊以外，我也進一步去了解各個細胞、器官對人體的作用，明白了絕對沒有任何一部分的身體器官或機能是多餘無用的。**我們的生活習慣和飲食、活動，都確實會影響自己身體的運作和顯現於外的樣子，而那些都不是沒有意義的，最大的意義就是在提醒和保護自己。**

◆ 科技比不上你的身體精緻

回想過往不知道花了多少錢買了多少號稱可以促進排泄、減少水腫、增加代謝、減少食慾……各式各樣琳瑯滿目的小藥丸。一開始是甚麼都敢嘗試，直到買了一種號稱來自泰國的減肥藥，吃兩天就心悸不已把自己嚇壞了，立刻停止並且把剩下的藥丸都丟了。附帶一提，這些東西不是完全無效，就是立刻體重回彈。

現在我仍然會視生活狀況攝取適當的維他命或是鈣片等營養補充品，但那些所謂的藥丸或是號稱有甚麼神奇瘦身效果的，反而不會再嘗試了。

不論銷售人員宣稱這些藥品花了多少錢去研發，你可能還是對那些技術和成分一頭霧水，甚至連他們自己也講不清楚，只是不斷透過令人心動的見證，天花亂墜地說那產品有多厲害。

或許先讓喬安我這個過來人來跟你說說我的經驗。親愛的，任何產品都比不上你身體原本就有的智慧。事實上，我們很少聆聽身體的聲音，但是卻轉向聆聽那些誇大不實的宣傳。

因為我們總覺得自己是脆弱的，是沒有力量的，所以我們得依賴某些科技、某些藥品的幫助才能夠改變，即使我們不清楚這些科技的背景以及那些藥品的來歷。買這些總比真實付出自己的努力來得快（如果真的如廣告號稱般有效果又不傷身的話）。

但我們試著想想吧，如果一種藥丸可以讓我們突然降低許多體重，變得消瘦無力，那很明顯我們生病了對嗎？因為所有產生的一切都像是一個生病的人的變化，也就是變得無力難以活動、變得消瘦、吃一點就想吐、變得食慾不振、腸胃不能吸收……

但就像很多人覺得生病似乎能讓人稍微降低體重一樣會感到小確幸，人們以為這些藥物的作用是有助於降低體重而暫時開心，卻沒想到另外一面就是呈現一種生病狀態。求快的心態讓我們失去了正確判斷的能力，短期或許不會發生甚麼太嚴重的狀況，最多是停藥後快速反彈的體重（曾因病脫水或少食過的人應該都感受過病癒後體重快速回升）。然而長此以往，身體已經產生不可逆的傷害。

前言中提到一位找我諮詢的女孩，她的故事讓我忘不了。原本擁有標準身材的她為了想要更瘦一些，吃了來路不明的藥導致甲狀腺亢進，接著又得看醫生治療，導致她體重和食慾都不斷上升，結果比她過往甚麼偏方也沒吃時更胖了很多，身體也出現許多不可逆的危機和狀況。

我很震驚，也很難過。我不知道怎麼幫助她，當時她仍然不願意放棄其他可以降低體重的不明減肥藥和排便茶，我只能請她至少平時的飲食要照料好，先讓身體機能恢復再說。她痛苦地說：「真的沒想過會變成這樣……」

有些我們沒看見的影響是長遠的，它不會立即爆發出來。就如同我們的努力不會一兩天就呈現很大成效，但隨著時間一天一天過去，那些努力都會實在地回報在我們身上。

◆ 我們的身體只想與我們合作

以前我挺討厭自己的身體的，我咒罵自己的身體胖，害我被嘲笑、被欺負，我覺得身體不只看起來胖也很蠢，它不能理解我有多想要變瘦，它不能在我捶打它之後消瘦一點，它塞不進我的制服裙子，它在各處都出現奇怪又難以癒合的傷口，它讓我心

悸、喘不過氣，一切一切不管我怎麼看都看不順眼。

而隨著我越來越多的理解，也隨著我持續的感恩習慣，現在當我認真看著鏡子，看進裡面的人的眼睛，偶爾會因此而流淚，然後說：「對不起，也謝謝你，我其實很愛你。」

每一個人的身體都不同，機能不同、反應不同，就算對同一樣東西也會有不同的反應，那是因為身體有屬於自己的智慧，他只能和你配合，而你們是互相通力合作的。

只是大多數我們都將身體看做是一樣的。親愛的，怎麼可能一樣呢？你是如此的獨特，每一個人都是獨一無二的。

身體的許多反應，包含某些疾病，都是為了要保護自己推持生存，但是我們卻將疾病和肥胖看成洪水猛獸。我們說身體太笨了，竟然不知道我想變瘦，但是如果你仔細去了解，你會發現身體的智慧永遠是在保護著你，但我們只是用我們所想要的去要求它，卻從來沒問過身體有多麼辛苦，以及它想要甚麼。

我們狂吞雞排冰淇淋的時候，有沒有問身體想要甚麼？我們可以偶爾放鬆享受喜歡的食物，但是大多時候我們只是狼吞虎嚥，覺得反正身體會處理好一切。但當我們身體開始變得狀況不

佳、變胖、長痘痘，我們又責怪身體。我們沒有問自己有沒有珍
愛身體，只問哪些最新科技可以對付這些狀況。

**你的身體會聽一個人的話，那就是你的，它不會聽從醫生或
銷售人員的，它聽從你的，它只想跟你合作。但前提是，你也要
去傾聽它給你的訊息。**

◆ 成為自己的健康小醫生

雖然不常生病，但偶爾我也會感冒，一年可能一兩次，會經
歷從喉嚨痛、四肢無力、頭昏、鼻塞流鼻涕用掉好幾大包衛生
紙、開始咳嗽然後慢慢好起來的過程。

當我越來越理解身體康復的過程以及體內細胞為了保護自己
和康復所做的努力，我會和體內的細胞一起努力，我會不斷補充
溫熱水、補充適當的維生素以及適時休息，不要吃太多東西以避
免增加身體負擔。若狀況許可，我會適量活動，多曬太陽，偶爾
去散散步，試著舒緩壓力。如果你去問醫生，他們也會告訴你除
非懷疑是流感或是年紀太大太小，否則身體會有自我的抵抗和復
原能力，透過讓身體自己復原，就有機會變得更加強壯，等於自
己為自己產生新的抗體。

最終我們都需要回歸到對自己的健康負責，把健康的責任丟給藥物、丟給醫生都是不負責任的行為。因為有藥可吃所以可以大力消耗自己的身體，反正最後有一天也會有醫院可以拯救我們？有這樣的態度，身體是不會因此變得更好的。**有時候身體透過一些疾病要我們停下來好好休養是有原因的，但多數人不願意聽身體的聲音，反而覺得疾病都是錯誤。身體的發炎反應是為了抵禦外敵，是身體在為了我們努力，但我們不但不感謝，反而覺得身體不聽話竟然生病了。**

請你靜下心來，問自己是不是對自己疏忽了，是不是壓力過大了，是不是飲食太過隨便，是不是沒有好好活動身體，當你沒有好好照顧自己，身體內部還是得不停工作來照顧你，來幫助你對抗外敵、產生抗體。但你總是不想清楚要怎麼照顧自己，反而立刻找來各種藥物壓抑身體的症狀，讓體內細胞無法好好運作對抗外敵，長此以往，身體只會越來越虛弱而已。

有時候我們關心別人的身體甚至超過的關心自己，想想當我們身邊愛的人生病了，我們總叮嚀著多喝點水多休息，問他是不是前陣子太忙太累了、是不是沒吃好沒睡飽。但是自己有不舒適時，卻只是急著吞下一堆成藥來舒緩症狀，嘴裡唸著工作重要、吃藥就好，難道不是對自己身體忽視的表現？

　　當你把吃藥當成健康的手段，嘴巴上說著要尊重醫生的權威與專業，事實只是因為你懶得照顧自己、不肯對自己的身體負責。終歸一句，除了自己，沒人能對你的生命負責任。

　　如果我們真的關愛身邊的人，就是以身作則照顧好自己，我們知道唯有自己改變了，身旁的人才有機會跟著改變，因為你的改變將會激勵他們。所以我們從照顧自己做起，我們用心理解了怎麼照顧自己，就能給別人更好的建議以及給他們更大的信心。

　　如果你也願意看到這裡，希望你也能問問自己的身體：我還能為你多做些甚麼？

感恩一切

◆ 感恩身體

我開始慢慢學習**感恩身體**，感謝身體能好好活動，感謝我有正常的身體機能，感謝雖然膝蓋當時因為過胖又過度運動而受傷，還好他及時用疼痛和腫脹提醒了我，讓一切不至於無法挽回。感謝儘管膝蓋舊傷偶爾會隱隱作痛，但我仍然可以有效率地運動，並且透過正確的運動方式保護我的身體，以及學習怎麼讓他不過度受到傷害。

感謝身體呈現出來的雖然不是我當時最想要的狀態，但我至少還有能力透過照顧身體的方式來改變這一切。

感謝身體過去默默承受我心靈和暴食的壓力，儘管我總是說著我有多麼厭惡他，他仍然照顧著我，用許多症狀提醒我過量的飲食對我造成的不良影響。它在我每一次大量往身體塞進食物時，儘管偶爾我肚子疼痛、感到頭昏目眩，但至少我還沒有昏倒在路上，至少我現在還在這裡寫下這本書。

　　我過往總是以為身體很愚昧，不知道我真心渴望的是甚麼，事實是它全心全意保護我，並且慢慢透過身體的疼痛和不適，以及身形的變化，顯現了我是怎麼對待我自己的，謝謝你。

　　當你願意感謝身體，你自然會想要尊重身體的需求，給他更好的營養、充足的水分，會傾聽他，不會總想要塞一堆亂七八糟的食物到身體裡。這並不需要費盡心力去壓抑，我們會開始想要做出對身體更好的選擇，想要和愛我們的身體一起改變，就像用心照顧一個小孩一樣的照顧自己的身體。

◆ 感恩食物

　　我開始學習**感謝食物**，這在初期很困難我必須承認。但我們在這個世界上與萬物共處，生生不息地循環著是有原因的，足夠營養的天然食物給予我們細胞滋養，透過健全的消化吸收系統我們能有效利用這些能量，同時保持著對食物的尊重和感謝。

　　太多的資訊告訴我們這個能吃那個不能吃，這個吃了會瘦那個吃了會胖，食物對我們來說變成一個胖瘦的標準，而不是它能提供給我們的營養和能量，我們應該學會的是不再依靠廣告和食品包裝來告訴我們甚麼該吃甚麼不能吃，而是去感覺身體和食物

間的關係。

很多充滿添加物的化學食品、餅乾、糕點當然讓人感覺興奮好吃，但大多是因為刺激了我們腦中多巴胺分泌，導致更多想吃這些東西的慾望，如果我們願意傾聽身體的聲音，我們會感覺到進入我們的嘴裡和身體裡的天然食物，是令人舒服的，是在細細品嘗後還能回味的。我們也不會過量進食，因為身體在這些多種類的天然食物中得到了需要的營養。認識我的人都知道我超級喜歡吃蔬菜水果，現在的我真的很喜歡天然食物的味道。

當你願意感謝食物，食物就不再只是我們填補情緒傷口的工具，你不會總是囫圇吞棗，而會好好的品嘗，有意識地吃每一口食物，食物中的營養就更能滋潤你的身體，好好的幫助你。進食的時候充滿感恩，細嚼慢嚥，可以減少暴飲暴食的機會。

◆ 感恩其他人事物

　　除了身體，除了那些滋養你的食物，我們也可以學會**感謝更多的人事物**。我終於擁抱了我爸爸，因為我發現我好感謝他，他一直都那麼疼愛我、擔心我，我卻把他拒於千里之外。

　　當你感謝更多的人，你會發現他們所說的某些話語，比如說希望你可以瘦一點，或是要你透過運動控制飲食讓自己健康一點，他們並不是在諷刺你或是刻意傷害你，他們是擔心你的狀況，但卻不一定知道怎麼表現那份關心才不會傷害到你已經過度防備的心。

　　試著去想想吧，當你所愛的人因為抽菸或是飲酒或者是飲食過量、生活作息等原因而明顯健康狀況不佳，你也會一樣擔心對嗎？你希望他們戒菸戒酒或是少吃一點多動一點，那些絕對不是來自於你想諷刺他們，而是因為你真心關愛他們。但為甚麼當有人告訴我們要少吃一些或是增加運動的時候，我們就像是被攻擊一樣產生巨大的負面觀感呢？

　　有些場景確實激發了我們脆弱的那一面，甚至是我們最防備最痛苦的感受，試著在感覺到這些的時候跳脫出來，問自己：對方真的想傷害我們嗎？他們是那種連我們都不了解就因為外表評

斷我們的人嗎？ 如果是的話，那他們的話就忘了吧。但若對方是
關心我們的，只是不小心觸動到我們最防備的事情，我們是不是
可以試著理解他們的擔憂，並且去想想自己為甚麼會有這麼大的
反應呢？

　　或許，我們也正是期待著一個關心幫助我們前進，幫助我們
面對自己吧。為甚麼，我們不先從感恩開始呢？或許我們的視野
會有很大的不同，心境也會有莫大的改變。

遇見更好的自己，
8 周有感的祕密瘦身法

◆ 寫下感謝日記

　　我後來開始寫感恩日記，到今天，大概已經持續寫了六年多了，寫的模式有些改變，因為我不再只是一條一條寫下感謝的事情，而是將更多的感受和體悟變成一篇一篇的書寫，因為字數太多了，所以後來我也很常透過電腦來紀錄。這總能幫助我穩定我的心靈，每當我回首去看那些文章，我都能在那之中感到一份深深的愛，除了感謝所有的人事物，我也開始感謝我自己。

　　從今天開始，寫下你的感謝吧，寫下來會比你只是在腦中稍微想過更真實且有意義。不管是對身體的感謝或是對所有你所愛的人事物表達感謝，你會發現一切的美好仍然存在，只是你暫時忘了去觀察，而當你開始感謝，你會發現原來你擁有的比你想像的更多。

方法

市面上教的瘦身方法五花八門，很多都是來自過往的研究結果，但某些研究只是得出一個大概的結論，如果只是引用單一或幾個研究結果來看待我們複雜的身體機制，其實並無法真正解決多數過胖的人的困擾。承認吧，如果僅是「少吃多動，控制卡路里進出」這麼簡單就能成功瘦身不復胖，為甚麼95%的人無法在下降體重後維持超過一年呢？又為甚麼在健身房一間接著一間開的情況下，肥胖率卻節節高升？

一般人很容易相信過往權威所說的，覺得肥胖的人都是缺乏意志力和放縱怠惰自己，但難道過胖的人從來沒有透過各種方式瘦身嗎？其實更多時候是他們用錯了方法。

意志力當然很重要，但不夠適當的方式只會嚴重消磨你的意志力，並讓你難以抵擋身體強大的生存機制和本能，讓你在瘦身計畫節節敗退，這時候磨滅的不只是意志力，還有我們對自己能達成的自信，甚至賠上了我們的健康。

每一個人都是獨一無二的，一個固定的飲

食或運動模式不見得適合所有人，你需要找到一個適合你的、健康的方式，然後去思考怎麼將它融入你個人獨特的生活中。為此你可能需要改變舊有的習慣，這是一個轉變的過程，一開始我們需要更多的努力，覺察舊有習慣並透過意志力來做出改變，漸漸地，新的行為模式會成為一個新的習慣並變成一種自動化的過程，那時候不需要意志力，我們也會自動選擇適合自己身體的食物，不過度盲目進食，習慣運動和身體的活動量，對於自己癱在沙發上過久的行為反而覺得彆扭，三不五時就想起來伸展活動一下身體。

瘦身前，請先理解瘦身原理和找到健康的方式，配合信念和心態的轉變，讓方法融入生活養成全新的生活型態，這才是瘦身不復胖的真正法門！

找到動力，設定目標，開始前進！

　　記得有一次，一位朋友告訴我她真的很想要瘦身，問我要怎麼開始。我問她：「妳改變的動力是甚麼？」她反問我要怎麼找到她的動力。聽到她的問題，我楞了一會兒後回答：「我想妳或許還沒準備好要改變。」

　　喬安下定決心改變，是在高一升高二的暑假，因為突然喜歡上偶像明星，我想要瘦下來美美的和對方談場轟轟烈烈的戀愛，而且我是認真的。在那之前儘管我極度討厭身體給我的負擔和疼痛，也非常害怕他人的閒言閒語和嘲笑聲，但我並沒有真的決心改變。是的，我當然想瘦下來想變漂亮，但我只是幻想有一天醒來我就會瘦了，並沒有動力去找方法和做出任何嘗試。

　　這也是很多說著想改變的人卻沒有行動的原因之一，沒有動力的話我們是不肯脫離目前狀態，去迎接挑戰和可能到來的壓力的。改變讓人們感到恐懼，因為我們得去做不熟悉的事，更何況我們不確定自己能不能做到。

很多時候我們都羨慕他人已經達成的成果，只是一想到自己要去經歷那樣的過程，就又退縮了。現在我們可以更簡單地找到更多適當的觀念和方法，甚至有人願意陪著你前進，但沒有人可以幫你達成你要的目標和成果，你必須自己去做，你必須自己採取行動。

我要問一個非常重要的問題：**你是「想要」改變，還是你是「一定要」改變？你真的準備好要投入改變的行動了嗎？**

如果你只是「想要」改變，你還是會找到很多的藉口，就像很多人告訴喬安：「妳告訴我怎麼做，我會試試看。」親愛的，所謂的試試看只是幫自己先找好藉口而已，你不會看到那些全然投入目標的人告訴你說：「其實我只是試試看。」

只有去做或者不去做，沒有所謂試試看。

如果你是「一定要」改變，你改變的動力和決心是甚麼？我們羨慕他人透過努力得到的結果，刻意忽略了那些付出和努力的時間，因為我們想要抄捷徑，並且不願意承受改變的壓力。親愛的，我們說實話吧，如果你閱讀完這本書就能瘦下來，那喬安必定已經拿到無數個諾貝爾獎了。**不要等待英雄來拯救你，你得站起來改變你自己，你才是自己的英雄。**

每一個人都有他想要改變的原因，以喬安來說，當時別人的嘲笑帶給我的只是自卑和痛苦壓力，讓我轉向更多的食物慰藉，我討厭那些感受，但那不足以讓我選擇成為更好的自己。喬安一開始強烈的改變動機雖然是為了喜歡的偶像，但那就是屬於我的動力，為了愛的動力可是很強大的。（笑）

我們不是一隻被鞭策的犁田牛，也不是被驅打才往前跑的馬兒，源源不斷的動力來自於我們內心深處想看見的自己。找到你的強大動力，準備前進！

1. 寫下你的目標，貼在最顯眼的地方

「我想要瘦下來變得很漂亮，然後進入演藝圈，接著因緣際會和我的偶像合作，然後順利談戀愛接著嫁給他。」這就是喬安一開始的目標。

事實上這個目標一年後就煙消雲散了，因為我喜歡上另一個團體。（大笑）

但我的目標明確、堅定，並且我充滿了希望。當我想到我的目標和可以達成的結果，我就充滿笑容和期盼。

當人們跟我說他想要改變，我總會先問他的目標，有時候對方會思考一下然後說了一個當下才想到的目標，或者告訴我某人瘦了很多，他也想要。但若這個目標並非是你很渴求的，並非是你時時刻刻都在記掛著的，甚至有時候是出於嫉妒的，其實很有可能你從來不相信自己可以達到。

所謂的目標，是你真的很確信你一定要到達的，想到那樣的畫面可能讓你淺淺微笑，然後因此在健身房多做一組訓練或是回家時繞過你最愛的那家冰店。我們知道改變的過程不一定會如一開始的計畫般順利，可能會有許多的調整和變化，但那堅信自己可以達成的目標存在著，你會想方設法去達成它，這就是目標存在的重要原因，它讓我們擁有前進的動力以及遇到挫折時站起來的勇氣。

目標和動力是相輔相成的，你有了明確的目標，將會產生相應的動力，若你的目標不明確或者只是別人說甚麼你就做甚麼，從來也不知道為甚麼而做，很快地當你遇到一點挑戰，很容易就放棄了。

如果你已經準備好了，清楚地訂下了自己想達成的願景，並且相信自己一定可以做到，你會知道推著你堅持的那股力量是甚麼，或許原因不只一個，但那些原因可以讓你在遇到某些不如己

意的狀況時，不會立刻放棄，反而會轉向激勵自己。

你希望為了愛的人變得更加健康嗎？

你想改變成為他人的模範或是激勵他人嗎？

你相信有一個更美好的自己值得你去努力看見嗎？

「目標刻在鋼板上，方法寫在沙灘上。」有些朋友嘗試了某個瘦身法，過了幾天要不就是自動放棄，要不就是嚷嚷著沒效果不想那麼辛苦了。其實方法從來都不是最重要的，你有想達成的目標，你會想盡各種方法去做到。這個方式行不通，那就找下一個，這個方法不適合你，那就去找適合的。因為我們要關注的是那個目標，方法只是為了輔助我們達成目標而已。所以把你的目標刻在鋼板上，不妥協不放棄，把方法寫在沙灘上，這個不行就抹掉換下一個，為了目標堅持下去。

所以，確定你的目標，找到你的動力和決心的來源，把它寫下來，貼在你看得見的最顯眼的地方，或是將它設定成你的手機、電腦桌布，常常提醒自己，或是感覺疲憊的時候想想，當初是為了甚麼在努力，現在又是為了甚麼想繼續努力，莫忘初衷。

遇見更好的自己，
8 周有感的祕密瘦身法

2. 了解改變會帶來的好處，維持源源不絕的動力

記得喬安開始改變當時那股愛的力量嗎？好笑又可愛的目標不只是讓我外在轉變的開端，因為喜歡上的是日本偶像，我甚至還開始自學日文。（認真想嫁）

目標和動力驅使著你的改變行為，若你並不知道自己想要達成甚麼，也沒有動力，是很難讓自己採取任何行動去做出改變的。儘管我們已經認同了目標和動力很重要，我們卻還是常常會在衝動面前忘記了自己的目標，因為眼前的誘惑是那麼真實，而目標看似還遙不可及。

當時喬安除了自己開始努力增加運動和節制飲食外，我也很常看著偶像的節目影片想像著美好的一切會發生，當時我的堅信加上我持續給自己激勵，一切就這樣慢慢地改變了，那時雖然還不太理解健康的觀念，但我很認真，我也沒有因為偶爾吃多或體重沒下降而產生放棄的念頭，因為我要改變，我覺得我可以。

迷上偶像的動力大約一年後就消失了，但在改變的過程中我看見了自己的無限可能，漸漸產生一股不服輸的力量，一種不肯放棄的感覺，我告訴自己我會變得無比的好，既然開始了就不要放棄，我不要選擇讓自己一輩子就這樣，我想看見更好的自己。

有時候我們用心學習照顧自己，並且將原本不習慣的運動或飲食模式加入自己的生活當中，這之中因為那些不適應的狀態、偶爾無法抵擋的誘惑，讓我們很容易對自己感到質疑。

　　我們開始會想：這樣做真的會成功嗎？為甚麼有些人看起來不用花費太多力氣，但我卻要這樣努力？一定會有許多的聲音在自己的腦海中環繞，甚至感覺有點不公平，轉而產生埋怨或是乾脆找藉口放棄。

　　如果我們沒有那個動力和決心，遇到了一點挑戰就會說：「算了，下個月再開始。」或是安慰自己：「反正很多人都跟我差不多。」久而久之我們就不會想為自己投入更多的努力了。

　　你需要了解並相信改變會帶來哪些好處，瘦身成功變得更健康又會為你的生活帶來多大的改變，你必須為自己改變，而不是總是為了他人或是其他外在事物。堅信一個可以達成的理想狀態，你才能開始轉向激勵自己，而不是很快地覺得過程很辛苦，又或者埋怨自己必須做這些努力。

　　在改變的過程中學會肯定自己，建立價值感、提高自信，如此你才能相信美好的身心狀態是值得擁有的。

遇見更好的自己，
8 周有感的祕密瘦身法

改變的過程，站穩腳步往前，望著目標，同時肯定自己一路以來的努力，如此一來，每一步都會越走越踏實。喬安相信，自信不是來自於外在的轉變，而是來自於知道自己有多麼自律。

3. 分階段設定目標，讓改變不那麼遙不可及

以前喬安想要的就只是瘦下來，我不懂甚麼目標設定，只想到瘦下來就會變漂亮。但是對於距離標準體重有五十多公斤的我，時刻要堅信自己能瘦身成功還真的是不容易，要我相信體重計上的數字有一天可以看到五十幾也很不容易，但當時僅是懵懵懂懂地努力著，對目標也是模糊不清。

所以當我開始透過更適當的方式減重時，**我在行事曆上寫下每月目標，甚至每一周的週一我都會在最上頭寫下本周目標，到了下一周無論是否達成上周目標，我都會再重新寫下一個周目標。我寫下體重、體脂肪的終極目標，甚至是三圍尺寸，提醒我有一個願景要實現，與此同時我也盯著每一個階段的目標，這讓一切變得不那麼遙不可及。**

目標有可能因為許多原因而改變，例如喬安在初期目標是「瘦下來」，所以只注意體重計上的數字，但隨著我的改變，我

可能希望自己的身體能看起來更緊緻，以及不要瘦到臉頰凹陷的程度，也希望身體有活力，所以此時我會開始更關注自己的活動狀態，增加運動或是重量訓練，而非只關注體重下降。後期我可能維持在這個身材階段一陣子，我期許自己可以更喜歡自己一點，所以我開始學習肯定自己，透過學習或是實現更多目標，增加自己在生活各方面的信心。

目標可以改變，但想要看見自己的美好狀態是不會改變的。

每個階段我們會設定不同的目標，在瘦身或健康方面我們或許會有一個較遠大的終極目標，但若目標距離現在的狀況太遙遠，人性又會自然導向「先享樂再說」的模式。所以分階段設定目標對我們非常重要，不論是分為季目標、月目標、周目標甚至是每日目標，設定目標給予我們一個更清晰明確的方向。

在做目標設定時有幾個要點，也就是目標管理中常說的SMART原則：目標必須具體（Specific）、必須可以衡量（Measurable）、必須可以達到（Attainable）、必須和其他目標具有相關性（Relevant）、必須具有明確的截止期限（Time-based）。

舉例來說，如果你只是定下「我想要看起來瘦一點」這樣的

目標，不僅時間限制不明確，目標也無法明確衡量，那麼你就很難產生強烈的動機，也不容易清楚思考要怎麼達成。

再以喬安為例，當我九十多公斤開始再次瘦身時，我會在周一設定當周的目標是體重下降一公斤（因為體重包含的不只是脂肪，同時包含身體的肌肉、水分等，所以體重會有難以預期的起伏，不建議讓自己設定每一天都要下降體重。安全範圍是每周設定在下降零點五至一公斤體重）。

如果我周三發現體重或體脂肪都沒有任何下降，連身體尺寸都沒有改變，甚至還上升的話，我就會開始檢視前三天的飲食狀態或是作息，看是否過量飲食或是有其他可以調整的部分。

關於詳細的分階段目標設定可以在喬安分享到Youtube的影片中找到。透過投影片講解和範例讓你可以對設定目標有更清晰的理解和方向。

▲從目標設定回溯到現在

但若我們自己的決心搖擺不定，一會兒想要短時間瘦很多，但又覺得自己做不到乾脆放鬆一點，一下子跟自己說健康最重要，但又想要透過來路不明的藥丸降低體重，不想為自己的目標多付出努力……如此一來，我們內心產生的矛盾會阻礙我們，因

為我們連自己要去哪兒都不知道。設定你的目標並且開始排定計畫執行，清晰的目標可以幫助你產生動力和堅持的決心，將這些目標放在時刻能提醒自己的地方，讓你的動力帶領著你持續前進。

提醒自己正逐漸進入身心靈平衡的狀態中，目標的達成將會和未來的生活模式結合，而在那樣的狀態下，你的生活習慣將在自己的調整下慢慢改變，最終我們都希望達成的是一個健康不易胖的生活習慣。

關注你的飲食習慣，進食時保持覺察

1.是需要，還是慾望？練習自我對話與5分鐘的等待

從國小開始，我吃東西的方式都是常人無法想像的。早餐可以吃四份炒麵，炸物一次會買十幾份，泡麵煮五包當點心，粽子一次要吃四顆，零食甜點都是開封就清空，這麼巨大的進食量，真的是我的身體感覺餓了嗎？

你是否也會有這種感受，常常我們吃東西的時候，不一定是我們真正餓了，而是突然聞到麵包香，或是看著別人吃，自己也想買來吃，或是因為壓力突然想要大吃一番……這些我們都已經習以為常，也習慣立刻讓慾望得到滿足。

但是到了後來，當我們想要抵擋這些慾望的時候，卻因為習慣使然已經難以抗拒，聞到香味就忍不住走進店裡，意識到的時候手上已經提了滿滿一袋食物，嘴裡還咬著一口。

那些屬於身體上真正的飢餓，我們可以滿足它，也可以

暫時壓抑它，就像有時候一忙碌起來就忘了吃，等到放鬆了才發現一整天都還沒吃東西而突然感覺飢餓。這是屬於身體上真正的需求，這些需求只要有了適量且營養的食物，很快就能被滿足。

但屬於慾望上的飢餓，是我們永遠滿足不了的，因為需要是有限的，而慾望總是無限的，如果我們總想要嘗新嘗鮮，那就要有永遠都無法停止慾望的心理準備。

因為我們不可能吃遍全世界所有被推薦的餐廳，不可能吃遍所有麵包甜點店，也很難保證吃過一次就不再去吃同一家。但如果每一次有新店面我們就想去，有看起來好吃的東西就一定要吃，這些慾望就跟無底洞一樣，是無法被滿足的。

常常我們過度進食，就是因為我們想滿足的是慾望，而不是我們真正的飢餓感，長期下來，我們習慣把聞到香味當作肚子餓，習慣時間到了就吃東西，或許還忘了上一餐已經吃得太撐才跟自己說要少吃一點，我們習慣了過量進食，習慣為吃東西找藉口，漸漸地我們已經很難知道身體甚麼時候才是真的餓了，屈從慾望，讓我們難以停止進食。

這是過量進食的人們身心靈最容易失衡的地方，我們沒有用心去感受身體需要，而是把慾望當作身體想要來當藉口過量進

遇見更好的自己，
8 周有感的祕密瘦身法

食。久而久之看到就想吃，被他人阻止或勸說兩句，就馬上惱羞發脾氣說是自己真的餓了，卻沒想到這麼做是在重覆傷害自己的身體。

有幾個喬安認為可以提供參考的方式，其中一個是練習自我對話，另一個是五分鐘的衝動等待。

透過**自我對話**可以對自己過量的慾望產生覺知，喬安習慣早上起來會用紙筆或是電腦書寫一些感受，主要是和自我對話，比如問自己為甚麼昨天無意識吃了那麼多，或是透過書寫堅定自己的目標。有時候吃多了感覺後悔，我也會寫下感受，以及承認自己可能是因為壓力或沮喪而大量進食。練習自我對話需要時間，但我們會越來越能接近自己的內心，透過書寫的自我對話可以用來理解自己並連結身心狀態。

這些對話寫在衝動進食過後，可能一開始你會覺得已經吃完了再寫也於事無補，為何還要寫？但若你永遠不願意了解自己在甚麼情況下會有過度的慾望，或是不願意理解甚麼樣的壓力會導致你過量飲食來滿足自己的空虛感，那麼甚麼時候你才能改變這個習慣呢？

另一個是**五分鐘的衝動等待**，有時候不一定能立刻發揮

作用，因為等我發現的時候，常常手上已經提了一袋食物了（笑）。但我仍然會試圖讓自己更習慣這麼做，因為慾望總是來得很突然，就像根本沒打算買衣服，經過一間服飾店的櫥窗就被吸引而進去買了。食物更是如此，常常出門也不是為了吃東西，但是一聞到那香味，或是看到新招牌，或是經過喜歡的甜品店，身體就會不聽使喚地走進去。這時候如果我有意識到，我會跟自己說先處理完事情，想吃再吃，或是跟自己說五分鐘以後我再繞回來，真的想買再買，基本上如果當下我真的離開了，五分鐘之內我就會忘記那家店，因為那只是暫時的慾望被激發而已，我們的注意力很快就會被分散，然後忘了這回事。

所以下次如果可以，**先讓自己等五分鐘，記得不是站在店門口等五分鐘，而是先繞開這個引發誘惑的場景，十之八九等我們又想到這件事時，已經離這個誘惑很遠了。**

2. 飲食停看聽

就學期間，我幾乎不在同學面前吃東西，也會避免買食物時被撞見，因為我不喜歡別人看到我在大吃特吃，更不希望他人對我竊竊私語。但只要四下無人或是放學了回到家裡，我就會像被打開了飲食開關一樣，一開吃就停不下來，直到眼前的食物全部被我掃進肚子裡為止。而現在對喬安來說，在和姊妹一起回家或和家人一起出遊時，偶爾也會打開大食女開關（笑），還好現在的我更懂得平衡，也更知道怎麼照顧自己。

大多時候我們不是因為餓了才吃，而是因為一些情緒因素，比如壓力大，所以選擇大吃來放鬆，或是在那些認為可以放肆大吃的時刻而吃下過量的食物，比如生日聚餐一起吃、同學見面要吃、傷心時要吃、有好事要瘋狂吃、過年卯起來吃、各種節慶應景吃……

這些相聚共享的時刻對我們來說確實很重要，因為我們習慣用飲食聯繫情誼，並且在餐桌旁開懷大笑。只是當過多的食物對我們造成負擔和壓力時，就更該要對這樣的時刻保持覺知。因為我們都有經驗，儘管當下一切都看似很開心，我們卻總會在大吃後感到極度後悔和痛苦，並且對自己的「不遵守制定好的飲食規範」而感到傷透腦筋以及感覺失敗。

記得有一次喬安和家人一起出國旅遊，有好幾餐因為食物很多樣讓我每種都想嘗試看看，結果吃得太多造成肚子疼痛，還頻頻跑廁所，讓大家都跟著掃了點興，可說是沒有保持對飲食適度覺察的最佳例子，最後體重當然也是增加不少。

　　若我們是真的放開心胸，開心地享受當下美好的時光，留意自己是否已經有飽足感，讓自己不過量進食，那麼這場饗宴對我們來說是親密而美好的。

　　但更多時候我們是急著把眼前的食物塞到肚子裡，一邊與人相處又同時覺得自己正在發胖，恐懼和擔憂讓我們無法認真享受美食，更無法體會與家人朋友之間的甜蜜時光，最後又常因此而難過和悔恨，若體重還因此跟著上升導致信心下降，更萌生放棄的念頭。

　　適量的進食是生存的必要，喜歡美味的食物也是人的天性，但我們必須去感受有些時候自己的過量進食，根本不是因為我們有那麼飢餓，很可能是來自於想要排解壓力，所以選擇那些可以刺激我們大腦暫時感覺良好的食物，但那終歸只是暫時的效應，如果我們總在大吃後感到懊惱悔恨，就更應該去關注自己過量進食的原因，是因為情緒、壓力嗎？如果是，那有沒有甚麼方式可以更好地排解壓力？出門走一走曬曬太陽，與人談心或是其他方

法，試圖用新的模式取代舊有行為。

在與人相聚用餐時，試著去將注意力放在與家人朋友相處的親密時光中，多一點時刻放下手邊的筷子，專注地傾聽對方，愉悅地談天說地，專注在當下那種親密快樂的感覺，食物便不會成為我們的焦點，我們就不會過度進食。

喬安教大家，「**飲食習慣停看聽**」：

「**停**」，**就是停下來**，當我們突然看到想吃的或是欲望突然來襲，朋友問要不要一起點杯珍珠奶茶，這時候先別急著說半糖少冰，先停下來。

接著「**看**」，拿出你的目標照片或是目標體重看一看，我的目標預計甚麼時候達成，今天多喝了一杯珍奶不但得紀錄多一筆飲食，還會離我的目標越來越遠。

最後，我們去「聽」，聽聽內心的聲音，我真的想改變嗎？也聽聽身體的聲音，我真的是餓了需要再進食嗎？

停看聽之後，再做出決定吧。持續養成這樣覺察的習慣，漸漸地不須要停看聽，我們也會自然回答：「先不用了，謝謝。」

3. 了解你為甚麼而吃東西

對過去的喬安來說，吃東西只是因為慾望使然，想吃就吃，有食物在我眼前就吃，從沒管自己餓或不餓、飽或不飽，長期下來，我也幾乎不太能感覺到所謂的飽足感了，總能快速吞下正常人想像不到的食物量。

除了「食物就在我眼前」這個原因會讓我掃光食物以外，更多時候我因為心情不好而大量進食，我希望透過食物給我的感覺暫時讓我可以忘記那種煩悶或是擔憂。有時是壓力，靠吃東西來讓自己心情平緩或是刻意忽略一些不愉快的事情。有時候是為了犒賞自己，比如在生日、節慶、慶祝時大吃。

對於長期會吃超過身體需求的人來說，更需要去了解自己為甚麼吃。為甚麼別人聚餐時只是比平常多吃一些，自己卻像餓了一年一樣瘋狂進食？在決定大吃東西以前先暫停一下，想一想：

- 我是真的餓了嗎？
- 還是因為剛剛和別人吵架想大吃一頓？
- 是因為節慶所以乾脆大吃嗎？
- 到了吃到飽餐廳，我非得吃到撐的地步嗎？
- 吃這麼多我會感到懊悔嗎？

- 我是因為決定放棄今天的節食計畫，所以乾脆大吃嗎？

- 如果是因為情緒不佳導致想進食，有沒有其他方式可以取代食物？

- 我能不能試著把餐具放下，多一些時間專注享受與家人朋友相處的時光？

「要不就堅持這一天的飲食計畫，要不就乾脆放棄大吃。」瘦身時很常見的狀況，也是過往最困擾我的。這種「全有全無」的感覺讓我們極度壓抑自己，連朋友遞來的一小塊餅乾，連姊妹請你試喝一口飲料，都可能打開這個全有全無的開關，讓自己陷入放棄後的暴飲暴食，讓好幾天的努力付之一炬而懊悔不已。

當我們再次遇到這個情況，之後提到的飲食紀錄會有幫助，我會立刻讓自己恢復理智將這個「意外」的餅乾紀錄到我的飲食紀錄中，然後去想，現在我只是多吃了這一口，但若我放棄了今天，我可能會多吃下五個麵包，這不是太得不償失了嗎？

在有了放棄念頭的時候，立即去覺察我為甚麼會決定大吃，或者當和朋友聚餐時，問問自己為甚麼不能一起享受而是選擇乾脆放棄。**一次一次的去看見自己內心較深處的想法**，一次比一次多注意自己心裡的感受，有一天我們會發現，這種因為放棄或是一點壓力而狂吃的結果，真的太得不償失了。

4. 飲食時保持心情愉悅

研究顯示，當你懷抱著愉悅的心品嘗食物並且享受美好的氣氛，其實會注意到自己是不是吃飽了，而且會適時停下來，專注在眼前的愉悅氣氛，反而不會總是過量進食，因為我們更關注的是當下那種親密的連結感，而不是再次被眼前的食物綁架的感受，並且在這種狀態下也不易發胖，這時的身體處在放鬆開心的狀態，那是一種自然平衡的感覺。

但當你對所有的食物懷抱恐懼，吃東西對你造成一種壓力的時候，我們反而會因此吃下更多東西，那時就算你極力壓抑飲食，你的身體會啟動更多連鎖的恐懼反應，並且盡可能儲存更多的脂肪來防衛。

我們常說身心靈是互相連結的，可能很多朋友還不能理解這與瘦身和健康到底有甚麼關係。事實上你對食物的恐懼身體會知道，如果你吃東西的時候就想到發胖這件事，身體也會接收到，你的擔憂在腦海中創造出自己發胖的畫面，就正好深深刻畫在「心想事成」的代辦清單。不是只有熱量的進入和消耗會影響身體的外觀，你的想法和感受也確實在影響著這一切。

當我們認真去細想就會發現一定有某些時刻我們會打開恐懼

遇見更好的自己，
8 周有感的祕密瘦身法

飲食的開關，對喬安來說，當有朋友約我吃飯（尤其是吃到飽餐廳），或是每次回老家的時候、逢年過節、旅遊……這些都是我最容易大吃的日子，在過往還不能平衡自己的日子裡，甚至節日還沒到我就開始怕了。這樣的恐懼導致我在節日前就開始想像自己可能會發胖，我開始預測自己會因此增加多少體重，反而產生壓力而大吃，接著節日也大吃，結論就是甚麼都還沒發生的恐懼讓我嚇壞了，怕自己過食的感受帶來的是更嚴重的暴飲暴食。

你進食的時候擁有的感受一定會影響到自己的身體，那些沒有特意在減重、體態正常的人從來不害怕吃東西，他們餓了就吃，飽了就停，如果因為暫時忙碌無法立刻進食，也會很自然地依照身體的感受，在休息時補充一些食物，因為食物對他們來說是在給自己帶來飽足感和應有的營養，他們不會每天滿腦子想著該吃甚麼不該吃甚麼。

但對於處於害怕肥胖狀態的我們來說，食物既像我們的情人又像我們的敵人，可以讓我們吃的時候大腦感到慾望被滿足，但沒過多久又立刻害怕這樣會讓我們發胖。對食物的愛恨交加讓我們滿腦子想的都是吃或不吃，而不是問自己餓或不餓，是不是真的需要吃。

對於飲食我們的擔憂太多了，因為吃東西讓我們有罪惡感，

也不希望被別人看到我們在吃東西，所以總是快速地進食沒有好好享受食物，但一吃完又後悔，接著更多壓力導致我們又想要吃下更多食物來紓解我們的壓力，讓我們得到暫時的滿足，這是一個亟需要被打破的惡性循環。我們需要學會理解食物帶給我們的是身體所需要的營養和適當的能量，學會不用會致胖或不致胖的觀點看食物。

這裡有一個簡單的方法提供給想要開始練習傾聽身體是不是真的飢餓的朋友，當你有慾望的時候，不要立刻尋找食物塞進嘴裡或是想著要去哪裡吃，先停個三分鐘，問問自己餓了沒有，如果餓的程度是一到十分，我現在真正是幾分？為了讓自己真的能靜下來想，喬安自己還會做一張生理飢餓程度表（＊如下頁圖），讓我靜下來看著一分到十分的圈圈，然後認真感覺自己是不是真的餓了，還是只是又習慣性想要塞東西到嘴裡，通常我會發現當下我並不是餓，而是因為壓力或其他原因導致對食物有所渴求。

如果是真正餓了，那就遵從身體的需要去吃有營養的食物，並學會享受食物的滋味，我們因為懼怕而不敢享受食物的味道，也不敢慢慢地吃，因為我們不想感覺到自己正在吃東西，或是不想讓他人看到我們在吃東西，所以越快消滅食物越好，這讓我們因此無意識吃下更多食物。所以，**當我們學會帶著因為想要讓身**

體得到營養的想法來吃下食物，看著眼前的食物慢慢品嘗，允許自己品嘗食物真正的味道，允許自己享受美好的食物，你會發現狼吞虎嚥的次數減少了，你會漸漸發現食物不是你的敵人，食物透過適當的營養滿足自己身體的需求，你可以帶著愉悅的心情用心飲食。

後來喬安也開始理解我是可以在特殊日子放鬆的，是可以開心和家人相聚一起品嘗食物的。事實上，就算那些節日因為稍微多吃真的重了些，我也很能快減少這些體重，因為我在那些親密時光中獲得了更多的滿足和力量。

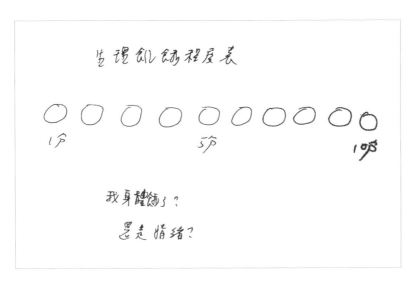

▲我會隨手用一張白紙畫這樣的圖，看著它，問自己到底是不是餓了。

5. 保持覺察，有意識地進食

　　以前我總是羨慕那些體態姣好的人在夜市能夠肆無忌憚地吃東西，因為我是這麼肥胖，吃東西似乎是一種罪惡！我討厭別人看到我在買食物，討厭他們看到我在吃東西，我恐懼別人對我議論紛紛，害怕他人對我有不好的觀感，每次店家不能立即把食物給我，我就會感到煩躁，因為這樣大家就都知道我在買食物吃了！

　　當我因為恐懼而對自己有一堆批判的時候，我轉而看向那些體態好又能享受食物的人，覺得羨慕又妒嫉，但我沒看見的是他們平日養成的好習慣，或許他們雖然偶爾吃吃宵夜，但是他們有規律運動，或是他們那天的其他時間並沒有吃甚麼，只是吃東西的時候剛好被我看見，我卻誤以為別人都不需要做絲毫努力就能維持好身材。

　　所以我只想要趕快瘦下來變窈窕，然後可以在夜市肆無忌憚大吃而不怕別人看我。現在想想當時這樣的信念，也難怪我無法改變。

　　事實上是，在我心理尚未準備好以前，我只是不斷減肥又復胖。我們以為已經準備好面對挑戰，一定可以堅持某項計畫，這次一定不會失敗，但我們的心裡有太多的小聲音在反抗，覺得不

遇見更好的自己，
8周有感的祕密瘦身法

公平、不情願、感覺強大的壓力、根本不相信自己辦得到⋯⋯這些聲音在我們試圖改變的過程讓我們心煩意亂，而強烈壓抑的飲食方式又讓我們產生更大的壓力。

而在我開始改變生活習慣、逐步調整心理狀態後，終於理解瘦身並非一蹴可幾，而是一種習慣的養成。改變的過程中必然會包含對飲食模式信念的改變。現在，我偶爾也會和家人朋友一起去夜市，想吃的東西還是很多，但我再也不會讓自己狂吃一通。因為我想尊重我的身體，吃我真的很想吃的東西，其他的食物我會留到改天再吃。這不是因為我刻意壓抑自己，而是我的飲食習慣和信念已經改變了，我腦中追求的並不是快速瘦身然後再瘋狂大吃，而是養成一種新的行為模式，在如此情況下，努力過後的成果才能更好的維持，並且不易復胖陷入惡性循環。

改變這些擔憂的飲食信念和習慣並不容易，我們需要更常留意這些念頭和我們習以為常的生活方式。

改變不該只是暫時透過意志力全面壓抑自己，而是一種習慣的養成。當你只是為了一個短期的目標而做了突然的改變，或許在你的努力之下你能達到，但若不能維持一個新的生活習慣或新的信念，很快地我們就會再次回到過往的狀態。這也是為甚麼非常多人用激烈的節食方是或是過量的運動很快地讓體重下降，之

後體重卻迅速回升，甚至變得更胖。

如果我們仍然是為了大吃的機會而極力在某段時間中努力節食，很快的這樣的模式會讓我們筋疲力竭，也會越來越難以維持努力，因為這些努力都會被狂掃一頓的大餐打回原形，甚至比過去更糟。

日常生活中偶爾總會有特別容易吃多的時刻，但我們不是為了那個時刻而刻意壓抑自己，我們是在養成良好的生活習慣，一旦如此，就算有那些可以放肆大吃的時刻，我們其實也不會讓自己過度吃撐，因為我們會知道還有下一次吃東西的時候，不是非得在今天全部塞進肚子裡。而這也是那些不易發胖的人潛意識中的想法，他們不會因為看到一桌食物就失控，**他們知道每一餐都有選擇權，飽了就停止，而同樣的，我們當然也有選擇權。**

6. 別「吃飽撐著」，飲食八分飽是健康鐵律

我有天吃得太飽癱在沙發上，感覺到左邊躺也不舒服，右邊躺又滿肚子食物壓得我受不了，站起來感覺累，坐著光是看到自己凸一顆肚子心裡又暗自後悔，當下有種自己幹嘛吃那麼多，真的是讓自己活受罪的感慨。

每當我們吃得過飽時，身體就懶洋洋的、頭昏昏的，甚麼也不想做，只想賴在沙發上。如果不小心吃到「撐」的地步，那真是光一個小動作都讓人覺得難受，只希望食物趕快消化掉，偏偏一大堆食物一起進肚子，反而需要更多時間來消化，有時候就算睡了一晚，隔天肚子還是撐在那裡，整個人都不舒服。

為甚麼養生法總教我們「飲食不過量，最多八分飽」？因為當你吃太飽，不只肚子不舒服，整個人都感覺又懶又疲憊，隨著急速血糖上升又下降，一整天都心神不寧，難以專注。

真正想專注做事的時候其實我們都會發現，吃得太飽不僅會妨礙我們專注思考，也阻礙更好地運用我們的身體。

許多科學實驗透過對老鼠、果蠅、線蟲、猴子等分配實驗組和對照組，實驗組限制飲食量，對照組則不限制任何飲食，可以

隨時隨地隨便吃，並以年齡或身體機能狀況以及外觀年輕程度來進行比較，都可以發現**刻意限制飲食量（但營養必須足夠）的實驗組有更明顯的延長壽命效果，體內的生化機制也都更加健全，患病機率降低，甚至看起來更加年輕。**

現在這個時代，隨著二十四小時不休息的便利店越來越多，外送平台增加，我們就像是可以隨時隨地隨便吃的一群對照組，只要我們想要，幾乎可以在短時間找到吃的，這種選擇的多樣化更促使我們食慾大增、更頻繁進食，同時進食量也比以往更多。這也是促使我特地將這一篇放入書本中的原因，因為這是現在社會進步帶來更需要人們警覺的部分，科技和社會的進步帶來的方便更需要我們對自己的飲食模式保持自覺。

幾十年以前人們根本無法做到這種想吃就吃的狀態。喬安小時候家裡附近只有一間小小的柑仔店，裡面只有為數不多的零食，選擇性少又離家裡遠，晚上八點以前就會關門，我當時都能把自己吃成那樣了，更何況是現在的環境呢？

所以，有意識提醒自己吃飯別總吃到撐，吃飽撐著生產力和專注力都會降低，此時我們的選擇就只剩下窩在沙發上看著影片，然後又因為刺激了更多食欲越吃越多了。

7. 與其少量多餐，何不間歇性斷食？

每一種瘦身方式在短期都會有效果，但研究顯示，當時間拉長，這些方法效果其實不會差距太大。若我們將時間再拉得更長一些，發現95%的人幾乎都會復胖，甚至可能變得比原來更胖。

復胖的原因可能是因為難以堅持，但是同樣也有持續堅持但卻慢慢增加體重的，那是因為多數人忽略了身體已經將體重設定在一個設定點。如同前一章節講述過的，長期將體重維持在過高狀態的朋友，體重會漸漸穩定在一個設定點，吃多吃少通常身體會自動調節，不會離開設定點太多，除非又因為某些原因體重突然大幅上升，也沒有在短時間內降下來，那麼體重設定點就會再次上升。

這裡針對長期體重維持在比較高的狀態的朋友（就是喬安這一型的），提出一個可以參考的飲食方式，這方法對喬安來說不管在改變外型或降低食慾方面都相當受用，而且也獲得很多相關研究的證實。那就是停止少量多餐的飲食法，轉為延長禁食的時間，也就是「間歇性斷食」。

超過二十四小時的斷食需要更多的專業知識及指導，所以喬安只提出一天內就可以做到的間歇性斷食方式供大家參考。很多

人對於「斷食」聞之卻步，事實上當你停止進食，也就是餐與餐之間、睡覺的時候、忙碌到沒時間吃東西，都處在一個斷食（禁食）狀態，那時候的身體會運用身體儲存的能量和營養來持續幫助我們進行各種調節，所以不用感到害怕，沒吃東西的時候就是在斷食，這並不是甚麼新門派或新理論，只是人類自古以來的飲食模式之一而已。

而間歇性斷食的原理，主要是針對於瘦身很重要的幾種荷爾蒙，包含最常聽到的胰島素和生長激素。簡單來說，當我們一進食，身體就會開始分泌胰島素，如果身體總是持續在分泌胰島素，就等同於處在儲存脂肪的狀態。不論你多努力少吃，身體仍然持續使用體內剩餘的葡萄糖，並不會轉而去使用脂肪，這是身體非常聰明想要保護我們的機制。少量多餐導致了身體持續分泌胰島素，不只是醣類，就算是只吃蛋白質，身體同樣會產生胰島素（只是蛋白質不會大幅度升高血糖，所以低GI飲食不見得能幫助每一個人瘦身）。然而當你斷食期間，生長激素也可能因此上升，兩相作用下就能幫助你降低體重。

所以儘管有人告訴過你一直吃東西可以幫助身體提升新陳代謝，但更確切的説，那並不會幫助你燃燒脂肪。若你又和喬安一樣長期處在肥胖狀態，體內胰島素濃度可能本來就已經因為有胰島素阻抗而居高不下，那麼少量多餐真的不適合你。

　　當然，當我們想要嘗試一種新的飲食模式，需要循序漸進。喬安一開始其實不知道甚麼間歇性斷食，直到看了一本說明半日斷食法的好處的書，書名是《半日斷食的神奇療效》，書中的論點說服了我，讓我願意去做做看。我開始跳過早餐不吃，因為我發現早上我不太餓，不吃也不會影響到我。反而是早上如果我吃了那些傳統高油高糖高鹽早餐，我會感覺疲憊，肚子也不舒服，甚至很快會渴求下一餐的食物，或是在午餐前吃下更多零食。半日斷食我就這樣毫無勉強的實行了大半年，後來也真的轉變為一種習慣。當我理解間歇性斷食背後的原理和科學研究時，我知道那時後體重穩定下降（半日斷食搭配運動和飲食控制，半年約下降二十公斤），或許其中的原因之一也是因為我開始嘗試了半日斷食法。

　　現在若不是特殊節日或與家人朋友出遊，我的第一餐大概都會在中午十二點過後，事實上我並沒有真的嚴格限制自己禁食的時間要多久，當你去查詢資料或發現有人推薦一天十六小時禁食，而其中八小時可以分配兩到三餐，或是十八小時禁食，六小時分配餐點，你可以慢慢調整到自己可以接受並且感覺舒適的分配方法。喬安因為能理解背後運作機制，所以對我來說時間可以是很彈性的，重要的是，我不再少量多餐了。

攝取均衡營養，
是不破的法則

1. 終結「單一食物減肥」的神話

　　想要瘦身的朋友在找尋改變方法的過程中，一定都聽過某種食物可能有著強大的功效，所以我們可以連續好幾天都只吃這樣食物，來讓自己達到降低體重的效果，這就是單一食物減肥法。

　　以往喬安採取過各種單一食物減肥法，比如蘋果減肥法、蜂蜜減肥法、番茄減肥法、優酪乳減肥法……各種你能想到的方法我幾乎都試過了，也有很多書籍就專門講某種食物的好處，讓我們對這些方法深信不疑。這些食物看起來都挺健康，所以用它來減肥看似有些道理，同時因為在短期內攝取極低熱量導致體重快速下降，更容易讓我們認為這些方法是可以奏效的。

　　我總是沾沾自喜覺得「這次一定可以成功」，但這些方式往往難以持續。雖然我喜歡吃蘋果，但狂吃到第三天時那股味道竟然會讓我隱隱作噁，體重下降效果也慢慢不如第一

次採用這些方法，而且降低的體重總在停止後幾天內很快地全部回升。

更有一次，我買了一箱葡萄柚（真的是一箱，有四十顆左右），想要採用七天葡萄柚減肥法，大約在第三天，我還欣喜覺得葡萄柚真是我的好朋友，因為體重下降得好快啊，結果當我去捐血時，竟然被請下捐血車，我被告知我的血紅素太少了！

我已經有好幾次捐血經驗，從來沒有一次捐血不成，我唯一能想到的理由，就是我已經連續三天只吃葡萄柚，也是那一次才深刻感受到若沒有好好對待身體，容易招致不良後果。我無法看見身體內部的變化（甚至還為了體重暫時下降一點而沾沾自喜），還是一如既往可以跑跳走動，雖然有時感覺有點昏沉無力提不起勁，但也沒放在心上，事實上身體早就已經在對我發出警訊。但儘管如此，我仍然不知道重複嘗試了多少次，才真的慢慢對這些方法死心。

很多人以為所謂的營養充足就是吃飽就夠了，或是偶爾吞吞某些營養維生素就可以了，但其實遠不只如此。即使胃在接收到了食物以後傳遞已經不餓甚至吃撐了的訊息到大腦，此時也並不代表身體、器官和細胞的營養需求得到了滿足。

若我們長期總攝取不到身體所需的足夠營養素、礦物質、維生素，短暫期間內身體可以自行為我們做出某些調整，比如攝取太少的蛋白質，身體就選擇將多數的蛋白質拿來維持身體機能，而不是生長頭髮，就可能面臨掉髮或是甚至不再長出新髮的命運，再持續下去，最終就是身體內部機能出問題了！這樣的過程並非一朝一夕，當我們真正因為病痛而發覺時，可能已經造成了極大的身體損耗。

2. 你不是營養過剩，而是營養不良

前面提到喬安嘗試太多種單一食物減肥法，因為每次好像都有點效果，讓我難以割捨這種快速下降體重的方法，但事實是我忽略了每一次體重的快速回升甚至更胖，我可能用盡所有力氣堅持三天甚至一周，但卻在結束這個方式後的兩三天內狂吃各種食物，導致體重全部回升甚至「加倍奉還」。

天啊，我到底在幹甚麼？！

若有嘗試過單一食物減肥法的朋友就會知道，不論你再怎麼喜歡那種食物，這些方法就是難以堅持，其中一個原因當然是對其他食物的渴望會越來越強烈，那些糖、鹽、脂肪的組合誘惑變

遇見更好的自己，
8周有感的祕密瘦身法

得更加難以抵擋，每多堅持一分鐘，腦子就越想要吃其他的食物。原因不只是因為意志力下降了，還有一個更重要的原因就是營養攝取完全不均衡，很快地身體發現少了很多必須的營養素，透過大腦不斷提醒你吃更多的東西來得到身體所需要的營養。

身體少了某些營養素就容易生病，一種天然的食物就算再怎麼好，還是無法全方位滿足人體所需要的營養，我們身體內部有太多細胞和器官機能需要不同的巨量和微量營養，就算是我們體內的腸道菌也需要各種不同的營養才能做到更有效的分工，所以在減重中的人長期如果只吃同一種食物不但會面黃肌瘦，健康也很容易出狀況，身體產生莫大的壓力，大腦渴求更多食物，好的腸內菌也被餓得要死不活，更容易因此暴飲暴食。

就算你意志力非常驚人，堅持了好一陣子的嚴苛節食計畫，有沒有常聽人家說減肥減到掉頭髮？女生減肥減到月經不來了？減肥減到身體出了一堆狀況？

原因都在於你的營養攝取不充足，你沒有顧慮到自己的身體和心理需求，只想要看到體重迅速下降，我們以為撐過這樣的過程就是贏家，取得了體重戰爭的勝利，然而這樣的方式，就算體重下降，大多也只會維持一小段時間，我們變得更加害怕體重因為多吃一口而上升，身體又得不到足夠的滋養，情緒和身體的壓

力到了某個時期，會產生強烈的反撲讓你知道他有多痛苦，那時候怎麼節食就真的都沒有用了。

人會變胖，不是因為營養過剩而是熱量過剩，因為飲食攝取的偏頗造成激素失調，身體出了狀況，腸道菌叢失衡，就算吃得少，也容易發胖。

不知道你是否看過《沉重人生（My 600 lb Life）》這部影集？醫生總會在檢查後告知那些重度肥胖者（許多接近三百公斤，BMI值達到一百多），說他們雖然體重很重，身體卻呈現營養不良的狀態。

中醫的養生智慧也告訴我們，肥胖者很多是因為營養不良導致身體很多器官無法順利運作，且因此沒有足夠能力將不利於身體的物質排出。你身體營養不夠，反而排不出身體廢物，而且讓荷爾蒙失調。

你現在所選擇的食物，正是導致你是否陷入肥胖循環的關鍵。當你選擇的食物不是身體真正需要的，而其中又加入了致命的糖鹽脂肪組合，例如糕點和餅乾或是油炸物，很容易會讓你一吃就停不來，越吃就越想吃，吃愈多就越胖，越胖又更想吃，那叫做肥胖的惡性循環。

好消息是當你開始有意識的選擇正確的食物，給身體更充足的營養並且堅持一小段時間，你的身體會逐漸喜歡清淡的飲食，體內的微生物菌叢也會有所改變，轉為一個良好的正向循環。

我們期望選擇營養性比例更高的食物，比如當我們希望攝取蛋白質，我們會想到肉類蛋類或奶類，但在適當卡路里的比例之下，滷雞腿的營養性比例當然高於裹上厚粉高溫油炸的炸雞腿；當我們想攝取澱粉，烤地瓜的營養性比例當然高於一大塊麵團加上糖和油做成的蛋糕。這就是考量到真正的營養素分配比例，為了攝取足夠的營養素而讓飲食多樣化，但不可能每餐我們都要為了足量的營養素而吃下三千大卡的食物，所以我們時刻提醒自己注意營養性比例更高的食物，我們就更能在滿足身體所需要營養的同時，不過度攝入那些僅有空熱量卻沒有營養，甚至可能對身體健康造成不良影響的食物或添加物。

沒有垃圾食物，只有垃圾飲食習慣，當你能照顧好身體所需，自然會懂得選擇身體需要的食物。偶爾吃些炸的、烤的、甜的、高熱量的，有甚麼關係呢？你懂不懂得平衡飲食和幫身體一起代謝廢物才是重點。

3. 攝取充足的水分

忘了喬安自己是從甚麼時候開始提醒自己多喝水了，好像以前也從來沒有多注意過這件事情，大概也是從甚麼喝水減肥法開始注意到的吧（笑）。多喝水這幾個字我相信多數人都已經聽到膩了吧？

感冒？「要多喝水。」
咳嗽？「記得多喝水。」
夏天？「多喝點水。」
運動？「要補充水分喔。」

喝水就好像萬靈丹一樣。但事實上這也沒有說錯，水分對人體確實是很重要的存在。

人體有超過60%以上甚至更多的水分，這並不代表體內有60%的體重都是白開水，而是指人體的重要成分，如血液、淋巴液以及許多人體的重要體液和分泌物，最大的組成分都是水，每個身體部位的含水量也都不盡相同。人體各器官的運作和代謝等各個環節，都需要水分的參與。

即便大家都知道水分的重要性，但還是有許多人就是不肯喝

水，總說白開水無味，有些人則是已經習慣以咖啡或是濃茶或甜飲料代替飲水，在這樣的情況下，每天攝水量難以滿足身體基本需求，長久下來，儘管我們沒能立即看出身體內部有甚麼影響，但其實我們是在挑戰身體的容忍度。

每個人每天所需飲水量依體型、年紀、活動模式而有所不同，一般來說，每公斤體重需要三十毫升的水，以體重六十公斤的成人來說，至少需要三千毫升的水才能維持一天所需。當我們補充這些水分後，能有效被身體利用，接著再透過排尿、排汗或是糞便代謝出去，這就是一個能夠讓身體各個機能都有效運用水分發揮它們自身功效的良好循環。

所以當我們每一天攝取的水量並不足以讓所有機能有效利用的時候，你認為身體會發生甚麼狀況呢？排尿量減少或許是最明顯的，但有些人認為那也沒甚麼，甚至還開心不需要因此多跑廁所。但我們仔細想一想，排尿量的減少難道不代表身體某些機能並沒有得到充足的水分去運作，就像機器零件總不上油，久了就生鏽、卡住，越來越難運轉？

對於周遭那些總不喝水的朋友，喬安常開玩笑說沒有喝足夠的水，好像身體反覆循環使用該排出去的尿液，雖然不是真的拿膀胱的尿液來使用，但對身體造成的不良反應也是可以感受到了。

當一個人想要透過攝取纖維增加排便，而吃下許多富含纖維的食品，甚至直接吞下號稱有纖維的補充品時，若未同時補充水分，反而讓攝入的纖維更難以排出，導致自己變得更加大腹便便。

　　很多人說他們容易水腫所以不敢喝水，卻不知道不喝水更容易導致身體想把水分留在體內，畢竟身體真的很想讓你活下去。如果在沙漠裡你只有一罐礦泉水，當然是省著用嘍，有些電影或實境節目讓我們知道，當一個人真的沒有水喝，最後還得收集尿液就為了繼續活下去，道理不言而喻。

　　很多人總說無法控制飢餓感，其實有時候只是身體渴了卻沒有得到水分滿足，這時候就算吃下再多沒有含水分的食物，身體一樣感到渴，而且更缺乏水分來參與這些代謝功能，代謝只好緩速進行，然後同樣發出渴求訊號。

　　很多人說自己代謝慢卻不知道總是只喝咖啡、甜飲料造成血液濃稠代謝變慢，想要提振精神卻感覺更加疲憊，身體浮腫不堪從來也不只是因為水喝多了，更多都是身體產生了各種警訊，在這種情況下，脂肪代謝也必然更加困難了。

　　喝水真的是全世界最簡單的瘦身祕訣之一，其他的好聽話，喬安就不多說了。如果你和以前的喬安一樣不喜歡無味的白開

水，建議你喝無糖茶飲。現在的我會保持足夠的白開水份量，有時候我會在水裡加一點無糖茶飲增加味道，或是加一點檸檬原汁，這樣喝起來會有淡淡的檸檬味，冬天熱熱喝也很舒服，不妨嘗試看看喔。

4. 限制糖分攝取

甜點和冰品可以說是喬安最難以抗拒的甜蜜了，如果你問那些和我一起吃過冰品的朋友，你會聽到他們描述我當時的表情有多麼幸福。那揚起的微笑，隨著甜甜的冰和我最愛的配料在我的嘴裡融化，我的眼睛也跟著瞇著彎了起來，臉上的肌肉好像都被向上牽動一樣，手不自覺的往臉頰放，隨著「嗯 ～」的聲音由我的鼻腔發出來，時間彷彿靜止了一樣。不管身邊是誰，那個當下我只沉浸在和我眼前甜甜的冰品在一起的幸福感中。

若有廠商要找我去拍這些甜品的廣告，喬安肯定不用費力演出就能有最好的表現！可惜我得在這裡力勸大家減少糖分攝入，而且我自己也總得特意繞過我喜歡的冰品店，以避免甜蜜的誘惑摧毀我的意志力。

有注意到糖分這個名字近年來變得和惡魔一樣可怕嗎？就如

同十年前大家聞脂肪色變，現在則是「聞糖色變」。糖分是近年來營養學非常關注的部分之一，隨著更多的科學研究和實驗結果，糖分已經和危害身體健康緊緊相依了。

很多朋友知道「糖」和「醣」的不同，「醣類」泛指著產糖食物，也就是巨量營養素之一的碳水化合物，包含米飯、地瓜、芋頭、麵條、麵包、各種麵粉小麥類製品。

而「糖」就單純指果糖、葡萄糖、蔗糖、蜂蜜等，這些嚐起來有獨特甜味的晶體。

近來興起的生酮飲食、限醣食譜、低醣料理等，倡導減少包含所有醣類食物的攝取。然而因為每種飲食法都有它的主張，在此章節我們的談論不包含天然醣類，而是關於減少糖分和過度精緻的澱粉。

所謂的精緻澱粉，大多指的是被加工過後的碳水化合物，比如說麵包、蛋糕、餅乾等。精緻這兩個字雖然聽起來高檔，實際上放在食物前面的意思就大為不同，通常是為了得到更好的外觀和口感，將原本的天然食物進行加工破壞，這之中可能已經剔除掉很多有益的營養素和纖維，然後又添加大量的糖油鹽來吸引我們，為了多樣化以及吸睛，也會加上不同的化學香料色素，和延

緩變質的各種添加物。這些被高度加工的食物不只含有許多添加物，更常常是高油高糖的組合，讓我們吃了以後更容易囤積脂肪在體內，並且吃了還想再吃，欲罷不能。一個透過高度加工不易變質的食品，通常攝取到體內也不易被代謝，會對身體造成負擔，這應該很好理解吧。

而人們容易忽視的果糖，不僅常添加在手搖飲料中，更是現身於各種醬料、罐裝飲料和能量飲中，許多號稱以果糖為甜味來源的飲品或甜點，都只是廠商用來讓人們產生健康錯覺的噱頭。大家以為果糖聽起來就是來自水果般的自然，但多數市面上加工用的果糖大多來自玉米，俗稱高果糖糖漿，高度加工的事實以及過量果糖對肝臟造成巨大的負擔，每吃下一口高果糖糖漿就讓胰島素居高不下，讓減肥難上加難。事實上，不論號稱天然蔗糖或是果糖，過量攝取的糖分對健康的危害從不只是肥胖而已。

長期攝取過量糖分與精製澱粉的結果。久而久之，身體傾向儲藏能量，人就發福起來啦！

吃糖可不只是卡路里攝取過多的問題，別以為習慣喝杯含糖飲只在於多那幾百卡的攝入。長期攝取過多的糖有可能使你變成大胃王，也可能擾亂身體向大腦發送信號，導致胃部明明已經填滿，但還是覺得餓，因為果糖並無法真的刺激身體發送飽足訊

息。長此以往還會導致「糖癮」，此後需要吃更多的糖才會讓自己感覺更好。**而過量的糖也和皮膚老化加速有關係，若你不注重你吃下肚的東西，再多的保養品也無法發揮好的作用。**雖然醫美越來越發達，好像可以稍稍拯救我們的皮膚，但都抵不過身體內部的化學變化，過量的糖分導致肌膚更快速老化產生皺紋，人看起來臉色又老又菜，怎麼想都不划算啊。

我自己非常喜歡吃甜食和冰品，但如同先前說的：「並沒有垃圾食物，只有垃圾飲食習慣。」身體的需要是可以被滿足的，慾望則是一個無底洞。懂得用對的方式照顧自己的身體，而不是放縱自己隨時都屈從於自己的慾望，能安心愉快地在適當時機享受少量甜食，你會感覺更甜、更幸福！

5. 該不該使用營養補充品？

升上大學後因為接觸更多網路資訊，喬安就像個白老鼠一樣嘗遍各種保健補充品以及號稱有效的瘦身藥丸，只要哪篇文章有人提到他搭配了甚麼樣的維生素或是保健食品，我就抱著希望想試試看。幸好那時候的雲端數據和互聯網智慧沒有現在這麼強大，不然當時單純的我，不知道會被多少廣告洗腦了。

　　號稱能瘦身的膠囊或產品就放到另一個章節來描述，這裡想提的是關於輔助性的健康食品，或稱做營養補充品，包含可以幫助人體補充較少攝取到的營養素，或是針對身體各器官功能提供特定配方的膠囊錠片等，比如大腦、眼睛、泌尿系統……以及可以幫助提供巨量營養素如蛋白質和均衡營養等營養補充品。

　　市面上的保健食品琳瑯滿目，很多人總在該用或不該用之間猶豫不決，喬安認為適時地透過健康食品來補充所需的營養素以符合個人需求是可行的保健方式之一，選擇的前提當然是具有衛生署或是各項應備認證，並且每年都有固定接受該有的檢驗。

　　另外，販售產品的人員和通路也很重要，如果販售產品給你的人在完全不瞭解你的情況下給予過多的產品搭配建議，那大多表示他只是為了推銷而推銷。但若對方願意先詢問你或使用者的基本狀況，並且能夠根據個人需求給予適當的建議，對於基本的產品知識都能夠侃侃而談，也能給予你購買之後相關的諮詢或持續提供正確的觀念來協助，不過度誇大、不欺瞞，那麼這會是更令人安心的選擇。

　　在這個充斥著廣告和各種行銷手法的時代，我們很容易會被看似美好的產品效果給吸引，姑且不論產品效果是真是假，若在不夠理解的情況下就衝動購買，花錢事小，就怕因為不夠理解而

用錯方式，若因此傷身反而得不償失。

使用產品的前提，在於不只要了解用法，更要盡可能了解為甚麼使用，以及產品作用的基本原理。因為每一個人都有不同的生活模式，個人的習慣也不一定會一成不變，當有所變動時可能會遇到許多臨時的狀況，如果能夠了解產品作用的基本原理，就不會因此而過度擔憂，並且可以依據自己的生活作息來做適當的調整。如此一來，營養補充品就可以發揮它應有的功效。

例如某些號稱吸收油脂的產品，如果那一餐並沒有攝取太多不好的油，就不需要吃，而且你自己必須知道人體需要好的油脂，不能一味排除；或者有些產品號稱可以減少澱粉吸收，但該餐若並沒有攝取太多澱粉，就不需要使用；至於富含纖維的產品更需要水分的共同運作，只攝取纖維不攝取水分或謝絕油脂，反而導致糞便排不出來。

除此之外，請千萬不要帶著依賴、不要懷著恐懼，來使用任何產品。

很多人使用健康食品，原因並非想要照顧好自己的身體，而是因為他人推銷，所以戰戰兢兢吞下一堆營養品，卻不知道為甚麼而吃，只是很怕不吃身體會出問題。你感到很恐懼甚至有種被

遇見更好的自己，
8周有感的祕密瘦身法

威脅感，心理的狀態就會因此反應在身體上，不但沒好處，甚至會產生莫大壓力。

所有的起始點都應該建立在於你理解產品可以和你的生活習慣搭配，並且知道那些產品可以怎麼幫助自己，而不是因為害怕所以才吃它。

我並非勸大家不要使用任何產品，在現在這個社會，有通過檢驗的健康食品確實對有需求的人們是有好處的，因為要每天做到全面的營養均衡確實不簡單，所以喬安是贊同攝取自己所需的營養補充品的。但請謹記過猶不及，某些過度純化的產品或萃取物身體反而不易代謝，所以不該只看到某些被誇大的功效而讓自己攝入太多，你絕對有資格質疑那些誇大的產品，因為這是你的身體，沒有其他人能為你負責。

將減肥融入日常生活

1. 減肥不能一視同仁

我們總能看到身旁某些朋友好像不用特地節食或辛勤運動，就能維持良好身材，就算稍微長幾公斤肉，少吃一點就瘦回來。然而看看自己，努力節食和運動，體重仍然緩緩上升，一增加個幾公斤，沒幾個月根本降不下來，兩相比較，心裡真的很不平衡！

首先我們必須了解自己的狀態是屬於哪一種類型，有些人是因為壓力導致體內荷爾蒙變化而肥胖，那麼當務之急就是找到紓解壓力的方式；有朋友因為長時間睡眠不足導致身體開始變胖，那麼第一個要做的就不是節食，而是調整作息；有人是真的吃多了，有些人是身體內部激素失調，有些人甚至是因為身體內部有狀況不自知。身體肥胖的原因很多，並不是所有人的處理方式都一樣，我們該學習的是如何照顧自己，而不是別人說甚麼有效就跟著用、跟著做。

另外，後天發胖和從小就胖也是不一樣的，原本體態標

準只是因為飲食環境產生改變或因為偶爾吃多而發胖的人，只要及早開始改變飲食或增加運動量，通常很容易瘦下來。因為他們的體重設定點本來就已經維持在一個標準的體重上，就算他們刻意增重，其實身體也會增加代謝率讓他們的體重盡量維持在本來的狀態，因此這些人要瘦回原本的體重是比較容易的。

相對的，從小就胖或是已經長時間處在肥胖狀態的人，因為身體早已經將體重設定在較高的點，所以儘管努力節食和運動，體重仍然較難輕易撼動。這時候我們就不該自怨自艾覺得自己瘦不下來，反而是要積極尋找可以改變的良方。喬安總是說：一定有可以解決的方法，只要我們先停止抱怨，轉而看向解決方案。

每一個人都是獨一無二的，所以減肥方式當然不能一視同仁。你不會要求一個患有糖尿病的人透過吃水果減肥，你不會讓不能過量運動的人透過健身訓練來瘦身，你不會讓青少年過度節食，你也不會要求長期吃素的人採取大量吃肉減肥法。

當你能夠理解這一點，就不會盲目相信網路上千奇百怪的瘦身法，也不會看到標榜效果很好的藥丸就想買，我們更不會以為防彈咖啡是吃了就能燃燒熱量的（你應該沒這麼想吧）。相反的，**我們更願意去學習更多正確的知識，理解自己適合的方式，並且透過有耐心的調整飲食習慣，來幫助自己改變。**

2. 激烈節食減肥，無效！

這裡有一道艱難的計算題，讓我們好好來算一算自己到底反覆降低體重又復胖幾次了呢？對喬安來說肯定不下百次，還真不知道從何算起，從指針型的體重計換到電子體重計，從增減一兩公斤到一次就能增減七八公斤，若要詳述這個奮鬥史，我想都能寫成另外十本書了。

所以當有朋友說要減肥真的難，喬安會告訴他：「減肥不難，難的是維持瘦身成果。」想要體重降低個幾公斤，我可以提出一百種方法來告訴你怎麼快速達成，但記得這句話：「減重是徒弟，不復胖才是師傅。」

所有激烈的瘦身方法短期都會有效，或快或慢你會降低一些體重，但時間一拉長，甚至也不用拉得太長，體重幾乎都會回到我們身上。愛因斯坦說過：「精神錯亂的定義，就是一遍又一遍地重複做同一件事，而期待會有不同的結果。」（Insanity: doing the same thing over and over again and expecting different results.）。你是否已經膩了也厭倦了這樣的模式？

一個飲食模式如果不能讓你持續三個月以上甚至半年，那就不是一個適當的飲食模式。如同剛剛提到運動瘦身的想法一樣，

很多人對於節食瘦身的想法就是給自己一小段時間，透過意志力去拚了命地努力，告訴自己只要達到目標，就可以不用再這麼辛苦地節食。

然而我們都心知肚明，首先儘管我們設定三個月的激烈節食，但通常撐不了這麼久，意志力和生存機制的拚死比賽，不用說就知道誰會勝出。我們總是為了特定的日期或目的而瘦身，不管是為了重要的婚禮、有初戀情人的那場同學會、擠進伴娘禮服、參加減重比賽賺獎金……然後在結束之後瞬間放鬆胖回來，甚至為了補償辛苦的自己而吃更多，接下來的喬安就不多說了，我們都很明白會發生甚麼。

單靠節食減肥或許能在短時間內讓你在體重計上的數字變小，不過事實是，短期下降的體重很多都只是暫時被排出體外的水分，雖然你的身形看起來似乎稍微縮小，但你根本沒燃燒掉甚麼脂肪，整體看來反而顯得面黃肉鬆，並且，激烈的節食減肥付出了降低基礎代謝率的慘痛代價。

基礎代謝率下降意味著，一旦你的節食結束恢復到正常飲食模式之後，不但身體想要抓住更多脂肪來避免再次面臨飢荒，還會因為身體每天固定消耗的熱量下降了，比以前更容易存下更多熱量在你體內。簡單來說，你會變得更容易發胖，瘦身更困難。

當我們必須忍受不能吃的煎熬，勢必對自己的意志力帶來極大挑戰，讓壓力指數節節上升，反而使你更無法抵擋美食的誘惑，情緒也容易更加起伏不定。

　　以往喬安就是在過度激烈節食和壓力的過程中，讓心理承受莫大的痛苦，對食物更加恐懼和斤斤計較，結果不是我因此不敢吃東西，反而是反覆地暴飲暴食，苦不堪言。

　　營養不良和持續的壓力導致你生病和脂肪堆積，光靠激烈節食減肥不僅痛苦，更容易因為後續的補償心理，讓體重反彈。

　　我看過一位外國醫生分享過一個案例，這個案例發生在十幾年前，從此改變了他的觀點。一位體重過重的女性用過多種方式都沒辦法降低體重，最後找到這位醫生，而他也認真提供了他能給予的健康有效的方式，但第一個月，體重竟然還是沒有任何變化，醫生感到不解和挫折，但那位女性說這樣的方式讓她感覺變得活力和健康，所以她會持續下去，第二個月那位女性就瘦了近十公斤，再下個月又減去更多體重，這位醫生深刻體悟到，當你健康了，體重會自然下降到應該有的標準。

　　我們不能期盼瘦身後身體會突然變健康，而是讓自己健康後才更能順利瘦身，因為身體自有一套調節標準，若我們總想勉強

身體讓它符合我們自以為的邏輯，用盡各種方式對抗我們的本能，而不是尊重身體自己的修復和調適能力，那麼很多時候都只是事倍功半而已。

我們應該理解想要不復胖，要改變的就不是暫時的行為，而是去理解怎麼照顧自己的身體。耐心一點，善待自己，自然會得到身體的正面反饋。

3. 如實、持續地紀錄飲食

約莫在大學時期，喬安開始用投影片紀錄下我的日常飲食，一天一張投影片，上面寫日期，左邊放上一張喜歡的偶像照片，右邊就是我當天的飲食和運動紀錄。有時候還會在投影片主題上寫下目標，不過通常是紀錄最多兩周就停了，短一點的還有五天後就忘了繼續紀錄了，或許是因為吃得太多所以紀錄的食物真的太繁雜了（笑）。看著投影片標題經常是「×月×日重啟飲食紀錄」，不禁想問自己到底算有毅力還是沒毅力啊？

後來開始閱讀大量健康書籍，我看到一本書《別為多出來的體重抓狂──絕不復胖！筆記瘦身法》，是一個瘦身有成的日本人的著作，裡面只有一個最大的關鍵，就是「飲食紀錄」。這看

似簡單的方式似乎真的能夠幫助我在健康瘦身之路有所進展，所以從那時候開始，我也開始認真寫飲食紀錄了。一開始寫在大本的年曆上，一周兩頁，每天剛好有一塊空間讓我紀錄飲食和運動，旁邊的空白處我會寫下當天的反省或是心得，方便又簡單，我還會將周目標寫在最上頭，然後看著自己有沒有好好前進著。後來看到有專門在紀錄飲食的本子，我也買了幾種來試試看，持續這樣寫下來，包含年曆和飲食紀錄本，甚至是我自己製作印出來紀錄的，至少有十多本了。

我總是在朋友一開始喊著要減肥的時候就提醒他記得做紀錄，包含所有吃下肚的東西，就連一口餅乾、一口奶茶都要寫，有些人開玩笑說，做飲食紀錄是因為寫字可以消耗一點熱量嗎？如果不行我為甚麼要特別做紀錄？到底飲食紀錄的意義在哪裡？

我必須說，如果飲食紀錄只是想記就記、想寫才寫，忘記了就不寫，想不起來吃了甚麼就隨便寫，寫完也看不懂到底吃了甚麼，又或者自己根本沒打算從紀錄中發現自己不良的飲食習慣並進行調整，確實在這種心態下寫飲食紀錄是沒有意義的。但若你是真的想要透過更多的覺察發現自己目前飲食中可以調整的部分，並從中找到一些發胖端倪以及改變契機，那麼飲食紀錄對你來說是大有好處。

　　有一個外國節目叫做《Secret Eaters》，每一集的參與者都說自己飲食量正常甚至偏少，但體重卻居高不下甚至節節上升。節目透過安裝攝影機在參與者家中觀察他們日常的飲食，也在他們外出的時候讓人員私下跟著他們，追蹤他們總共吃下了多少東西。大約五天後參與者會被邀請到一個房子裡，裡頭有張超長的大桌子擺出五天內他們總共吃下的食物。曾有一位女性說自己為了節食每天大約攝取一千三百大卡，但是沒變瘦體重還上升，她甚至認為「自己吃太少導致肥胖」。結果當節目讓她看見總共吃下的東西，並計算出她一天平均攝取大約三千六百大卡，她才驚覺自己竟在不知不覺中吃下這麼多東西，以及將某些食物看得太「健康」了。

　　不是每個健康或是好身材的人都這麼做飲食紀錄，但是通常他們原本就會有意識到他們到底吃下了多少東西，或是在有飽足感的時候適當停下手上的筷子。但現在社會讓人們充斥各種壓力，加上二十四小時都有許多食物可以選擇，導致盲目進食的人實在太多了，有時候我們根本不知道自己剛剛塞下多少食物，昨天吃了多少餐點和餅乾，甚至沒有感覺到自己是不是吃飽了。

　　當我們根本沒意識到自己正在往嘴裡塞食物的時候，好像一切都很自然，不需要多做考量，結果就是慢慢發胖卻不知道原因在哪裡。我們需要透過紀錄的方式來幫助自己檢視，我們才會真

的意識到自己到底吃了甚麼，也可能立即注意到原來自己比想像中吃下更多食物卻沒有自覺。

　　透過精確的飲食紀錄，除了可以在第一時間保有吃東西的自覺以外，也可以從中找到體重上升的原因，更可以幫助自己在減重過程中保有信心。

4. 飲食紀錄對想改變的人真的很重要

　　當我開始認真紀錄飲食的時候，其實我覺得很麻煩，因為三不五時就要拿出來紀錄一下，要是晚上忘了紀錄，隔天要回想起昨晚確切吃的內容和份量真的有點困難，但我真的太想改變了，所以仍說服自己無論如何都要持續紀錄下去。後來演變成，每次拿起一塊餅乾，就想著等等要因為這樣多紀錄一筆，然後就放下了。朋友問我要不要喝一口她買的奶茶，想到又因為這樣要紀錄一口奶茶，就說算了，不知不覺中，我已經習慣不在非用餐時候吃零食、喝飲料了。

　　你確實需要漸漸習慣去書寫飲食紀錄，習慣回想吃了甚麼，慢慢地也會習慣在吃之前，意識到這如果吃了這個，又會增加多少熱量。當我自己準備餐點，因為有紀錄飲食的習慣，所以我更

遇見更好的自己，
8周有感的祕密瘦身法

會想要準備更營養均衡的食物，甚至會在開始吃之前就先紀錄下來以避免自己忘記。

紀錄現有的行為對於面對和了解現況非常重要，喬安還將這個方法當成瘦身的起手式，簡單錄製了一個影片在粉絲團分享重要性，也在當時開啟雲端空間讓需要的朋友可以下載我自製的飲食紀錄表格和重點事項（＊請見書末別冊）。但我也發現許多人就算承諾要這麼做，卻可能在不到一周的時間內就會停止，甚至根本不會開始，原因只是因為不習慣這麼做、覺得麻煩，或是還沒打算面對其實自己的飲食量超過自己的想像的事實。

▲飲食行為紀錄
的重要性

無論如何，好的方法確實很重要，更重要的是你是否真的想要改變，你能夠接受會有暫時的不適應和需要做出的不同選擇嗎？你準備好面對現有的狀況並且開始改變了嗎？你敢面對體重嗎？在吃下每一口零食的時候，你會如實紀錄，還是假裝忘記？喬安常會舉例一個鳳梨酥兩百多大卡，我的一口就一半了，所以一口鳳梨酥對我來說至少一百卡，一天讓我多吃五口就一餐飯量了。我們以為這一口沒甚麼，但事實上我們的體重就是自己一口一口吃出來的。

沒有真正想改變的心態，再多方法都沒有用武之地。人生其中一個難題，就是知道了卻做不到。對於想要開始著手改變的朋友，喬安是真的非常推薦養成飲食紀錄這個良好的習慣，畢竟，如果只是寫寫字紀錄一下吃過的食物都不願意，那麼如何談更多的改變呢？

　　我們總是猜測某個方式不一定有用，所以跟自己說不要去嘗試，找到更多的藉口來逃避改變要面對的不適應。對於未知的藥物或誇大不實的產品我們確實需要保持警覺，但就像飲食紀錄這種小事一樣，這些改變和習慣並不耗費我們太多時間精力和金錢，也有許多研究表明飲食紀錄可以帶來的好處和改變，就算不一定能很快看到轉變，至少我會選擇嘗試，因為我說甚麼都希望看見自己變得更好。

5. 定期拍照及測量體重，看見自己的進步

　　喬安的電腦硬碟中有一個海量照片區，裡面每一個資料夾會寫上日期和體重，有時候還會特別做一些備註，例如是不是月經期間、是否有聚餐吃多了、連續運動了幾天……，這些簡單的附註，方便我看照片的時做比對。胖的時候我幾乎不拍照，但在改變過程中拍得可多了，每隔幾天就會拍全身的照片，以及試穿那

些很緊的或是還穿不下的衣服，然後再拍照，接著去對照之前的照片。別小看這些行為，對於堅持下去的信心有很大的助益。

大學時期我偶爾會上網買一些看起來很漂亮但我真的穿不下的衣服，擺著認為自己有一天或許能穿，但其實衣服就這樣被收了起來，而我自己則是變得越來越胖，所幸這些衣服在我後來改變的過程還是發揮了作用。我會在隔幾天後，試著穿上它們，有時候是根本塞不下，硬是想往身上穿，這又穿又脫大概就花上十分鐘還流了一堆汗，拉鍊也很常被拉壞。但我每隔幾天就會再嘗試一次，然後我發現，開始塞得下了，有的外套開始可以拉起來一點了，接著可以拉起來全部，又過一陣子這件衣服開始鬆了。

有時候在改變的過程中體重的變動不如我們預期，這時候定期拍照真的很重要，定期試穿這些衣服也很重要，當時我並不習慣用量尺測量身體尺寸，所以我透過試穿衣服的方式來觀察自己的變化。

實際上這個試穿衣服的習慣喬安仍然保留著，雖然現在我大部分的衣服都能穿，但總有些更顯身型的衣服是我想隨意穿但卻總是卡在某些地方，然後每一次我都試圖將拉鍊往上拉多一公分（雖然因此破壞了一些拉鍊）。或是某些短褲特別擠肉，我也常會穿起來拍照，然後放來對比。這樣視覺上的對照能讓人真正感

覺到自己的努力有所回饋，畢竟眼見為憑嘛！

　　有時候我們離目標就是還有距離，此時眼前的誘惑會被放大，總覺得與其為了遙不可及的未來放棄眼前的甜點大餐，不如先享受再說吧！這是改變過程中必然會經過的心理狀態，所以**如果我們能透過定期拍照或試穿某些衣服的方式，提醒自己有在一步一步前進著，就能對於自己的努力更加肯定，並保持期盼努力著。我們能做的就是保持對每一次努力的信心，相信自己雖然還沒到達最終目標，但我們走在路上。**

　　當我們每天都看著鏡子中的自己，看不太出來一天天微小的改變，但若你拿出兩個月前照片一看，你會驚覺：「怎麼差這麼多！」那時候你就會知道照片有多強大的功用了。

　　那些照片不只是為了有一天要證明給更多人看自己做得到，更是在改變的過程中不斷給予自己信心的寶物之一。當你改變了，人們會搶著跟你要更多的照片來看，因為他們希望透過你讓他們看見自己能做到的改變。當你開始聽到「哇！這照片是你嗎？」、「哇，你花了多久時間變現在這樣的？」、「哇，真的假的啦！」我相信你就懂得喬安的意思了。

　　那，我們就一起來激勵更多人吧！

6. 堅持直到養成生活習慣

當我們所有的努力都只是為了快速瘦下來而不是為了養成一個長期的習慣，我們就得持續拿出強大的意志力來拚搏。但事實是，人的意志力是有限的，當你專注做某一些事情並消耗了部分意志力，你分配給其他方面的意志力就會減少。再加上我們採用的某些減重方式原本就讓人難以持續，我們最後總會懊悔地怪罪自己沒有毅力，覺得自己似乎與成功瘦身漸行漸遠。

我們可不能單靠意志力去強迫自己做那些討厭的事情，藉此來達成瘦身目標，因為那會讓我們處在極大的壓力之下，不知何時可以逃脫，結果就是上升的皮質醇導致脂肪堆積，或是難以承受的壓力導致了暴飲暴食。

我們透過一天天的努力和改變，由自律的生活慢慢養成一種習慣，並了解一個好的生活習慣為我們帶來身材、工作、生活的全面質量改變。明白你要的並非短期的效果而是長期的美好狀態，當你要的結果不只是下降幾公斤，而是穩定不復胖，我們的方向就是讓這些行為模式變成新的生活習慣，從此將不用再減肥，只要認真過生活，自然身材窈窕、自信風采。

當一個良好的生活習慣逐漸養成，這些你原本在「遵守」的

規範，這些你原本需要靠意志力來做調整的行為，都將成為一種自然而然的習慣。你知道你的身體更喜歡甚麼，吃到純淨的食物會讓你感覺舒適，與朋友聚餐你會開心飲食，你會不自覺想出去走走增加活動量，你會知道如何透過平衡的方式將偶爾聚餐多攝取的熱量消耗掉。

當我開始學習健康相關的知識，學了一點就開始運用在生活中，多學一點我就讓自己努力去改變和適應，漸漸培養出了與以往不同的生活習慣和思維方式。

常聽到很多人說減肥哪有那麼簡單，然後一邊把餅乾放到嘴裡、喝著珍珠奶茶，卻沒發現身邊有著良好體態的人，其實都把飲食控制和運動當成日常的習慣了，他們知道有時候多吃一些可如何多活動一點消耗掉，或是減少其他餐點熱量，他們不會讓自己體重超標卻不自知，若因為節慶或旅遊稍微增加了一點體重就會努力一陣子將體重降下來，這幫助他們很好地將體重設定點定在一個較低的位置。然而我們只看到他們在開心吃喝就以為他們吃不胖，怪罪這世界不公平，你說他們難道不努力嗎？

其實減肥可以很簡單，只要你的心態是愛自己多一點，不是只想追求快速改變讓人驚豔，而是愛上怎麼照顧自己的身體和心理，你就知道所有的努力都不是為了對抗自己，而是讓自己可以

適應一個新的模式來好好照顧身體。

　　對你來說，長遠的改變和美好重要嗎？對我來說，改變很重要。因為我真不想在我花樣年華的時候就這樣胖過去了，當你努力了幾個月過去了，你開始對於飲食和運動有了新的看法和感受，不再是強迫自己去做甚麼，而是喜歡照顧自己的感覺，那時你回頭看，你會很感謝自己。

保持身體活動，
優化你的體態

1. 走路、騎腳踏車、跳舞都很好

　　一聽到要活動、要運動，很多人就先退避三舍了，因為腦中立刻聯想到的是自己去跑得氣喘吁吁的情景，不然就是運動後全身痠痛不已的感覺，難怪坊間許多的小藥丸都要號稱：「大口吃，不用運動也能瘦。」先別緊張，喬安不是來拖著你上健身房的，保持身體活動並不代表每天都要把自己累得半死。

　　喬安目前還走在改變的路上，但從改變中期到現在，很多人都不覺得我胖（好吧，除非他們是想安慰我），總是在聽到我的體重後大為吃驚，認為我看起來應該要比實際更輕一些，並且認為我是高挑挺拔的。其中一個原因或許是因為我有特別明顯的鎖骨線條，也沒有很凸出的小腹，以及我身體的肌肉狀態讓我看起來比較挺拔，還有胖得很勻稱（笑）。我想這可以歸功於我從高二開始瘦身以來，就保有某程度的身體活動。

　　高中是跟著音樂在房間亂跳，就這樣放著音樂手舞足蹈半小時，甩甩手左右胡亂扭著，邊跳邊覺得有趣還總是笑得很開心。大學開始去操場跑步，我其實並不喜歡跑步，可是我喜歡自己是有活力的，我也經常會在晚上沿著校園走幾圈放空，享受那種很自在的感受，走著走著還會小小跳起來。有空就走路去菜市場，然後因為總是買了太多所以得揹著十幾公斤的東西走回宿舍，大學畢業後騎著腳踏車上下班，假日則偶爾會出去騎個五十公里，在我還沒有機車以前也會騎腳踏車去市場買菜，又是十幾二十公斤的背包和握把掛滿了一堆菜，拼命往家裡騎，還得不時對自己說：「快到了、快到了。」晚上偶爾也會在家跟著影片運動，挑選各種我喜歡的有氧舞蹈或是肚皮舞甚麼的。那一兩年可能是運動的方式多了，也有做一些拉伸的動作，身高還默默增加兩公分，或許是因為原本的彎腰駝背也有獲得改善吧。接著北上工作後開始加入健身房，教練會說我的體力在女生中好像不一般啊。

　　以前運動總是不懂得伸展和放鬆按摩，所以經常騎腳踏車那段時期大腿上側真的有一塊很明顯的凸起物，但那時候我可自豪的呢，認為這是自己努力的成果。隨著在健身房配合教練做全身性的訓練，以及終於懂得適時伸展放鬆，大腿上的凸起物明顯小了。而我的鎖骨隨著體重下降越來越明顯，小腿後側的肌肉線條也在我穿上高跟鞋的時候特別顯眼，不是傳說中一大坨的脂肪堆積卻被誤會為肌肉那種，而是細長而結實的線條，連結到我的大

腿，我覺得這樣真的很美很自在。

　　儘管我一直以來都有保持某程度的身體活動，喬安仍然必須告訴你，運動對於消耗熱量的助益其實並不大。你在跑步機上跑到汗水滴進了眼睛，那股酸爽讓自己覺得夠努力了，但可能還消耗不到三百大卡。我們卻容易因為運動感覺更餓或是有補償心理覺得可以吃多一些，結果多喝一杯甜飲料就高過三百大卡了。

　　那為甚麼還要運動呢？運動對我來說更多是保持身體健美的一個選項，以及我確實喜歡活動身體的感覺，我喜歡自己是有能量的，爬山的時候還能臉不紅氣不喘地一步一步走著，然後登高一呼（笑）。我喜歡在運動中的自己很美、很漂亮、也很堅毅。運動對我的好處不只是在於消耗部分熱量，最重要的是讓我喜歡自己更多一些，並且適量運動是可以幫助人們增強意志力的。

　　許多朋友想要透過運動減肥，但或許初期運動讓肝醣增加並讓身體攜帶水分跟著增加，也因此導致暫時體重上升，讓想要透過運動瘦身的朋友嚇壞了，並認為運動對他們沒有幫助，這是很可惜的。因為運動對想改變的人來說，最重要的功效不在於降低體重或是消耗大把大把的熱量，我們都知道控制飲食對於瘦身有效多了。但喬安仍然要再度強調身體活動的必要性，正是因為規律的運動不但可以讓身體不會容易顯得疲憊，正確的運動還可以

適度幫你消除壓力，讓身體結實好看，正確的訓練肌肉也會讓身體姿勢更好看也不易受傷。運動為身心層面帶來的助益，我們無法立即看見和感覺，但卻可以讓你更喜歡自己。

前提是，你不會因為覺得要去運動而產生壓力，很多朋友因為想要瘦身而強迫自己運動，對他們來說，運動是一種不得不去做的事，是一個巨大的壓力，所以是要靠意志力去撐住的，但我們都知道意志力有限，當你討厭一件事情，你很快就會放棄。而且壓力更大反而更容易大吃，身體也會在每一次強迫自己運動而感到痛苦，因而釋放激素讓你更難瘦身。

所以保持積極的心態為自己增加一些活動量，開始多走一些路，開始喜歡上活動的自己。例如喬安就很喜歡去動物園，每次自己去就會花三個小時走走看看開心得很，我很開心自己有充沛的體力可以去做我喜歡的事情，看起來還很健美呢！

其實運動的好處很多，透過運動瘦身成功的朋友當然也有，但喬安更希望帶給你的是對運動的喜愛而不是壓力，理解保持活動可以為你帶來的內外改變，畢竟我們總不會希望走幾步就喘，也希望真心喜歡上保持活動的自己啊！

2. 第一動最重要

「今天去運動吧，感覺身體很久沒有舒展，晚餐吃的也有點多，至少出去走一走，也感受一下夜晚的涼風。」

「等一下，我的電視劇好像還沒追完。」

「今天其實有點累耶，會不會走完更累？」

「好像有人說晚上不適合運動……」

「飯後走路是不是會胃下垂？」

然後呢？然後就沒有然後了。

有聽說過五秒法則嗎？當你心中有了一個行動的念頭，甚麼都不要多想，倒數五、四、三、二、一，然後就立刻去做，否則我們就會開始自我懷疑或是開始找藉口而不去做。

看到一個久未見面的好朋友，想去打聲招呼，但心裡開始想著：「他會認得我嗎？」、「這樣會不會太突然？」、「如果我認錯人呢？」想著想著對方已經從眼前離開了，儘管沒打招呼並不會為我們帶來甚麼困擾，但回想生活中，有多少次我們想要採取某個行動，卻立刻退回來找藉口和找理由不去做呢？

如果我們真的想要養成一個新的習慣，第一件事就是停止找任何藉口，立即採取行動。就運動這件事來說，喬安當然也是找

過了各種理由，凡舉天氣陰陰的、下雨了不好走、健身房人很多、腿有點痠痛、襪子還沒洗……總之，下次再說。

在我看到五秒法則以前，喬安自創了一個法則，叫做「第一動最重要」。**當你要運動的念頭出現，不要多做考慮，也不要問自己要動多久、去哪動，反正第一個動作就是先穿上運動鞋或立刻換上運動服，這會加強你開始的動力，並且給自己一個準備好了的感覺。**

因為每當我們有運動的念頭出現，往往就已經開始幻想自己會有多麼疲憊、氣喘吁吁、隔天說不定還會全身痠痛。儘管我們努力專心去想要去健身房還是要去泳游池，這時候又冒出：「換衣服好麻煩」、「回來都幾點了」、「人一定很多吧」各種看似有道理的藉口，把我們拖回原地，然後就是：明天再說。

有一次我找了許多藉口不去運動，不過身體仍然慢悠悠地打開電腦播放有氧舞蹈的影片，令我吃驚的是，當影片一播下去我就很自然跟著做，沒多久就這樣做完了，連我自己都很驚嘆，因為我知道我的藉口理由都已經準備好了，但僅是因為我做了「播放影片」的動作，就順利解決了我的抗拒，這讓我知道第一動有多麼重要！

在我越來越理解這樣的情況後，當我冒出一個行動念頭，儘管我腦子還是在搜索藉口，我仍然會讓身體去做那個第一動。如果我要去健身房，我就會讓自己去換衣服，不管我腦子裡面有多不想去，我還是會換上衣服鞋子，然後說頂多等等不去再換回來。但你猜得到的，最後我都行動了。如果我要跟著影片跳舞，我也會將設備拿出來接好插頭，然後鋪好瑜伽墊，按下播放，我沒有告訴自己我一定要跟著做，但當我第一動完成了，最困難的就過去了，大多時候我都會堅持下去。

找藉口不去做那些會讓我們感覺疲憊或是有點恐懼的事情是人之常情，不論是「五秒法則」或是「第一動最重要」，都是在告訴我們已經在路上，這時候藉口的音量會變小，久而久之，就能養成採取行動的習慣。在運動方面隨著一次一次的持續和累積，就會自然養成一個新的運動習慣，到時候也不會再找那麼多的藉口抗拒了。

所以，第一動最重要，藉口和小聲音管他的，把運動鞋穿上、運動服換上，深吸一口氣，準備行動！

3. 增加肌力訓練

當喬安復胖回九十多公斤時，之後的一年多體重總是起起伏伏，那時候我房裡有一台室內腳踏車，偶爾我會踩一下，那大概就是我當時的運動模式。直到大學畢業後開始認真吸收更多健康相關的知識，理解瘦身方式背後的原理，我才開始穩定改變。

那時我除了閱讀書籍以外，還有一件事情我沒提到。當時我正在重五金元件的工廠上班，雖然平常是坐在辦公室，但我需要整理工廠內的庫存，每天有幾段時間必須在廠內將這些零件搬上搬下清點庫存數量，當時我都笑稱自己是千斤頂，把這些大小不一的重物移來移去，感覺好像在鍛鍊一樣。就剛好在那一個月我開始搭配飲食改變，一個月後我的體重順利下降了五公斤，身形也變得比較緊緻，在那之前我完全沒有重訓的概念，只知道腳踏車、跑步、跳舞這些有氧運動，卻從那個月之後，我開始對肌力訓練燃起了興趣，當然也開始閱讀相關的書籍和文章，後來還很常沒事就跑進庫存區自己搬來搬去的（笑）。

如果你願意開始你的運動計畫，喬安建議不論男女都要搭配肌力訓練，它能有效地讓你的體態更好看。很多女生害怕的肌力訓練其實對於減肥後不易復胖有很大的幫助。對喬安來說，這樣的訓練讓我看起來不是臃腫而是高挑挺拔的，我大腿小腿上微微

的肌肉線條比起橘皮組織更加性感，看起來也更細長，若是上半身穿得比較貼身還可以看到我背部有一些肌肉的曲線，這比被內衣擠出來的整坨贅肉更讓我自豪。

肌力訓練減輕我對食物的恐懼和壓力，因為我知道我的身體可以消耗掉多餘的熱量，因此我的飲食可以不需要做到極度嚴苛的限制。如果我有一些腹肌，甚至可以當我天然的馬甲，讓我不容易因此胃凸。當然我也可以時刻充滿活力而不是像有些人減重到四肢無力，而且因為肌肉鍛鍊後減輕了我膝關節的壓力，膝蓋的舊傷也不太復發了。

聰明地進行肌力訓練，並且輔以飲食控制來減去更多的脂肪、適度增加肌肉，讓我們在瘦身的過程中能看到體態的明顯改變。在減重的過程中，體脂肪是一個很重要的指標，有些人看起來瘦瘦的但卻有過高的體脂肪，穿衣服好看，但身體卻不一定緊實有彈性，成為隱形肥胖的候選人，若是到了某個年齡代謝慢慢下降，體內荷爾蒙發生改變，這樣的隱形肥胖的候選人很容易立刻就胖起來了。

適當的運動可以幫助降低體脂，讓身體線條更加好看，身上的肉看起來不會鬆鬆垂垂的。隨著我的體態改變，體脂肪減少，我開始喜歡欣賞自己的樣子，因為我知道這是我努力得來的。肌

力訓練讓我更能清楚看見每一次努力後的成果。不過我要提醒，進行肌力訓練一定要循序漸進，避免錯誤的動作或是過度訓練讓身體受傷，最好可以請教專業的教練指導。

如前所述，**運動的好處不只是在於對身體的變化，更是一種在心態上的堅定，你也會喜歡上可以好好活動的自己。不要把運動當成一種折磨！如果運動對你來說只是一個瘦身手段，那麼你會感覺到很痛苦，會認為自己每次運動都是在受罪。循序漸進去體會身體對於喜歡運動的感覺，感受身體的活動和展開，你會愛上這種不斷肯定和提升的感受。**

結語

④

▍感謝自己不曾放棄！

◆ 親愛的，別急

每一次當有人問喬安花了多少時間瘦下來的，我總是輕描淡寫的說：「不好回答，十幾年吧。」聽到這個答案，通常對方想繼續問下去的意願就降低了。抱歉，我真的沒有幾個月瘦下五十公斤的超強故事。如果我真的有過那種經歷，或許我很快也會再復胖回去。美國電視真人秀《超級減肥王（The Biggest Loser）》的參賽者不就大多是如此嗎？

但我必須說，近幾年我看到以前嘲笑我的人胖了好多，沒說名字幾乎認不出來是誰；我也看到一起說好瘦身的朋友，在經歷了這麼多年以後，並沒有任何改變，甚至變得更胖。我並非嘲笑肥胖，也並非要特意批評誰，因為胖瘦從來就不能決定一個人的價值，我只是想讓你知道，不要用現

在的狀態來定義我們自己，現在就算還在努力中，那又如何？至少我們走在路上。現在還在找尋方法，那很好，表示我們想要前進、想要改變。不是現在誰比我們瘦就代表他們比較好，不是嗎？

喬安同時想要說：你想要聽到的可能是那種神奇的故事，讓你充滿信心，但現實不一定是這麼運作的，我唯一自豪的是，時間證明了我不願意被打倒。

當我大學時期有了電腦有了網路，爆炸般的資訊吸引了我所有的目光，我瘋狂尋找「減肥」這個關鍵詞，看到越短時間瘦越多的，我就越開心，因為那時我充滿了短期快速瘦身的盼望。那些三日減肥法、七日減五公斤瘦身法、一個月瘦二十公斤的文章都被我存起來，我會反覆地看，並且深信「既然有人做到，那我也可以」！

抱持著希望的信念是好的，但方法卻大錯特錯。那些激烈的方式帶來的不良後果，前面已經講了很多，但以往的我並未認清這一點，反覆錯了好幾年，標準的看近不看遠。

幸運且感謝的是，我並沒有放棄。

你可能覺得不遵照那些激烈的瘦身法，我們改變的速度就不

夠快不符合預期，或是運動初期的生理作用暫時增加一點體重，我們就說運動會發胖，不要動了，或者因為不能在別人吃宵夜時跟著大口吃，所以不要控制飲食了。

但親愛的，在資訊這麼發達的時代，以及不斷嘗試過這麼多次後，難道我們真的不願意為自己的改變多一點堅持嗎？不能與自己有更多一點的對話嗎？不願意先調適好自己的心理狀態嗎？

正確適當的方式或許看到體重改變沒那麼快，但把時間拉長一點點來看，那些說一周瘦了三公斤的朋友，一個月後真的瘦了十二公斤嗎？兩個月後真的瘦了超過二十公斤嗎？還是根本就打回原樣甚至比過往更胖呢？

我們常常急著在一個禮拜、一個月內瘦下來，卻沒想過這時候身體持續在累積壓力，當短期計畫失敗，我們又責怪自己沒有毅力，心理反覆收到這樣的訊息，漸漸地也失去了動力。

回頭去看你的動機，如果改變和目標真的不重要，就把改變這件事給忘了吧。但如果這很重要，不要急，就算跌倒了只要再多站起來一次，堅持到你慢慢改變了過往的習慣；堅持到我們知道身體和心靈都需要被好好對待；堅持到我們為了自己改變而不是為了別人的一兩句話。

現在你有這麼多的資源，更知道該怎麼做，或許我們已經都經歷了很多，但是只要沒有放棄，就都不是終點。所以，別急，只要你有為了看見更好的自己而前進著。

◆ 預先看見你的目標畫面

從喬安開始瘦身到現在，不知道蒐集過多少美女的照片，其中有些人身材很好，有些擁有美麗氣質的臉龐。我有好幾個目標資料夾放在我的電腦檔案中，我的手機桌布也不斷變換著那些目標照片，持續期盼有一天自己也可以變得那麼美好，並時刻提醒我朝目標前進。

很神奇的是，現在已經有好幾個人和我說：你長得有點像某個人。許多他們所提的對象，正是我曾經非常羨慕的那些女生，她們的照片就在我的資料夾裡！當然這是發生在我改變之後才聽到的，可是每當多一個人這樣告訴我，我就知道這是因為我預見了美好的畫面，並且一直走在改變的道路上。

我們不是要成為另外一個人，喬安之所以收集這麼多照片，是因為我從小到大並沒有瘦過，所以無法清楚想像自己改變後會是甚麼樣子，我甚至不知道多數標準的身材曲線會是如何，所以

當時我需要更多的畫面，讓我能夠想像我可以透過自己的努力成為怎麼樣的狀態。

同時我也很相信一句話：「**無論我可以變得多好，都一定比我可以想像的更好。**」

永遠不要限制自己的想像，就算我們只是想要回到過去比較瘦的樣子，都有可能在我們的堅持努力下超越我們原以為的狀態。或許我們目前只是暫時胖了一些，想要回到過往身材，但在改變的過程中，誰又知道我們不能因此變得再更好呢？

我常看著那些美麗的照片傻笑發呆，想像那就是未來的自己，或是把自己整顆頭的照片移花接木到那些身材照片上，你總得有個生動想像的方法（笑）。就算你跟喬安過去一樣根本不曾有標準體重，也無法想像自己穿上比基尼會是甚麼樣子，千萬不要因此告訴自己：「那怎麼可能？」試著把這句話換成：「或許可以喔……如果真的是這樣，一定很棒吧！」想著想著，你可能也會跟著傻笑了。

而當你有一個心範（指你心中的模範，比如說某個瘦身成功的人，或是某個你喜歡的明星等）的時候，我們也會更常去思考，這個心範一定也是經過努力才擁有這樣的姣好的身形和精緻

的臉龐的。他們必然也是會節制飲食、用心健身、調養身心，讓自己看起來結實好看、氣質出眾，這時候我們也更容易反思自己，需要去做到更多的努力。

事實是，我們越改變，越知道我們就是自己，那個很棒很棒的自己。我們的信心不只來自於外在的形象改變，也不是因為我們的身形更像誰，而是我們的成長和自律讓我們知道我們永遠比自己想像的堅定美麗。

你認為你不能做到，那叫做極限；你還不知道你能做到甚麼，那叫沒有極限。

直到最近，喬安在網路上看到很喜歡的女星的照片，突然發現自己心中雖然開心，但已經沒有以往那種「好美啊～」的驚嘆，當下我發現，我或許開始喜歡自己更多了。

我們將活出一個更好的自己，更堅定自己可以做到自己想要的，那股自信和氣質不會從任何一張照片裡面看到，但絕對會出現在你顯露的光芒裡。

◆ 只要再站起來一次，說不定就成功了

常會有朋友問我，我是怎麼樣讓自己充滿信心的努力著，怎麼樣跌倒一次爬起來一次，怎麼樣在這十幾年之中仍然相信自己有一天能夠做到。每每聽到這樣的問題，我就會開始思考：從升高二開始決定瘦身到現在，這麼多年我都很相信自己嗎？

「我不知道，或許我並沒有很相信自己。但因為我不肯放棄，所以別無選擇，我必須要相信自己可以。」

我只能在那些很懷疑自己的時刻、在那些覺得自己不知道在做甚麼的日子、在各種因素體重回升的情況後，再次透過所有我能做的方法讓自己站起來，不論是不斷的寫文章，或是抱著枕頭大哭一場，或是就這樣看著鏡子發呆，或是放空狂打電動，如果沒有放棄的選項，就得重新相信自己。

你的目標可以改變，但對自己的信心只能更多，不能更少。

這個部分或許更算是一種心法，但對所有的行動來說，相信自己非常重要，甚至是第一重要的。當你不相信自己有機會實現自己想要的，根本不可能採取任何行動。

　　不論過去到現在我們經歷了甚麼，不要過度苛責自己，每一個當下都是新的開始，相信自己可以做到。花時間去試著去預見去想像自己的美好，因為你真的可以。

　　「前進是因為你比跌倒又多站起來一次。」
　　「只要沒有放棄，就都不是終點。」
　　「只要有明天，今天永遠都是起跑線。」

　　這些心靈雞湯的句子不是平白出現的，如果將它深植到我們的信念裡，它就會成為我們所相信的事情，所以我總是可以再站起來，誰知道我會不會因為再站起來一次就達成目標呢？

　　要不就放棄，要不就前進。我還有大把人生，可不想就待在一個不夠喜歡自己的階段過這一生，這就是喬安的信念。

　　找到方式激勵自己，給自己打氣，每一次每一次都讓自己再站起來，再堅強一點、再堅持一下，相信自己的能力，這個世界不會給你過不去的挑戰，跨越挑戰讓你成為你想看見的樣子。跟自己說：「我可以，我做得到。」

　　然後，堅毅地、一步一步地，走下去，直到走到目標面前，說聲：「嘿，我來了！」

致謝

謝謝我的父母，沒有你們，就沒有我。

儘管喬安提到自己開始不斷大吃和發胖是在三歲父母離異之後，但從我真正理解以來，我就知道我甚麼也沒缺少，我得到了兩份更大的愛。我所經歷的，是我的靈魂自己選擇經歷的過程，是為了散播願景和使命所以接受的課題，而在你們的愛的包圍之下，我經歷了這個堅毅的過程，得到成長。沒有你們，沒有現在的我，我深深地愛著你們。

感謝我所有的家人。

感謝你們深深的愛，不論你們在哪裡，不論你們在不在我身邊，你們的愛永遠與我在一起，謝謝你們總是對我包容、善解。此生能成為家人，是我最感恩的事情。

感謝我養了十多年的狗——小寶。

謝謝你見證了我從肥胖到現在的所有改變，是你提醒我愛是無條件的，愛是無論如何都存在

的，你用你的生命，教會我許多事情。包含要我學習感受愛、付出愛、變得耐心，並允許自己無條件地快樂。在此時，你同樣透過你的糖尿病和白內障持續教導我，要加緊我的腳步，去實現我想在這世界看見的改變。謝謝你來到我的身邊，能與你相處這麼久，我很幸運。

當然，現在我又多了兩隻貓陪在身邊，兩相對照，小貓和小狗個性截然不同，你們讓我提醒自己不要擔憂，要活在當下，當然這又是另一個故事了。（笑）

感謝我生命中許多的導師。

我指的不只是站在台上給予我知識和激勵的人，更是我遇見的每一個人。感謝你們，無論你們教會我的，是讓我痛苦後的成長，或是激勵我讓我向前，或是其他許許多多的事；不管你是願意提攜我的人，或是對我伸出友誼之手的好友們……。你們來到我的身邊，讓我有機會學習，讓我有機會突破，無論過程是喜是悲，我知道一切都是為了圓滿生命而來的，我深深感謝。

我是喬安，願我們都變得更好、更有愛，一起影響更多的人。

國家圖書館出版品預行編目資料

遇見更好的自己，8周有感的祕密瘦身法／喬安（陳珮
　欣）著. -- 初版. -- 臺北市：原水文化出版：家庭傳媒城邦
　分公司發行, 2019.06
　面；　公分. --（悅讀健康系列；150）

　ISBN 978-986-96922-5-0（平裝）

　1. 減重　2. 健康法

411.94　　　　　　　　　　　　　　　108000129

悅讀健康系列 150

遇見更好的自己，8周有感的祕密瘦身法

作　　　者／喬安（陳珮欣）
企畫選書／林小鈴
責任編輯／潘玉女

行銷經理／王維君
業務經理／羅越華
總　編　輯／林小鈴
發　行　人／何飛鵬
出　　　版／原水文化
　　　　　　台北市民生東路二段141號8樓
　　　　　　電話：02-25007008　　傳真：02-25027676
　　　　　　E-mail：H2O@cite.com.tw　部落格：http://citeh2o.pixnet.net/blog/
　　　　　　FB粉絲專頁：https://www.facebook.com/citeh2o/
發　　　行／英屬蓋曼群島商家庭傳媒股份有限公司城邦分公司
　　　　　　台北市中山區民生東路二段 141 號 11 樓
　　　　　　書虫客服服務專線：02-25007718・02-25007719
　　　　　　24 小時傳真服務：02-25001990・02-25001991
　　　　　　服務時間：週一至週五09:30-12:00・13:30-17:00
　　　　　　讀者服務信箱 email：service@readingclub.com.tw
劃撥帳號／19863813　戶名：書虫股份有限公司
香港發行所／城邦（香港）出版集團有限公司
　　　　　　地址：香港灣仔駱克道 193 號東超商業中心 1 樓
　　　　　　Email：hkcite@biznetvigator.com
　　　　　　電話：(852)25086231　　傳真：(852) 25789337
馬新發行所／城邦（馬新）出版集團
　　　　　　41, Jalan Radin Anum, Bandar Baru Sri Petaling,
　　　　　　57000 Kuala Lumpur, Malaysia.
　　　　　　電話：(603) 90578822　　傳真：(603) 90576622
　　　　　　電郵：cite@cite.com.my

封面攝影／小草攝影工作室
封面設計／吳欣樺　　　　　　　　　　城邦讀書花園
內頁設計／劉麗雪　　　　　　　　　　www.cite.com.tw
內頁排版／游淑萍
製版印刷／卡樂彩色製版印刷有限公司
初　　　版／2019年5月23日
定　　　價／350元

ISBN　978-986-96922-5-0